U0138434

攻疼新醫

筋骨疼痛專家Dr.Pain

 帶你找痛源、解痛根、脫離痛海！

疼痛・復健雙專科

潘健理 醫師／著

suncolor 三采文化

盡心關懷病人、用心追尋更多專業，才能「攻疼」致勝

　　「攻疼新醫」由字義上看來是攻擊疼痛的「新」醫療技術，但我更喜觀潘醫師在後記中所提到的，是「新」的醫療技術，同時更是「用心」的醫療。疼痛目前被定為第 5 個生命徵候（前四個分別為：心跳、血壓、體溫及呼吸），可見疼痛在醫療上的重要性。好的疼痛醫師都知道有一些病人非常難處理，如果「不用心」去關心病人、了解病情一定處理不好。而用心除了盡心關懷病人外，還需「用心」去追尋更多的專業，更新的概念及技術才能真正「攻疼」致勝。

　　潘健理醫師是台灣大學醫學系畢業，在長庚完成復健科住院醫師，而後又取得疼痛專科醫師，持續在疼痛的領域中努力。鑒於需要更「用心」的看病人，他自行開業，並限定每日看診人數，他所創的「疼痛書房」及社群網站 (Global pain practice) 一直對疼痛相關議題有很深的見解，也是我常閱讀的網站。

　　本書利用短文及例子說明一些疼痛的概念，來釐清一些病人間對疼痛的誤解，這些錯誤的想法，甚至某些不是常處理疼痛的醫師也可能會有。在本書的第一章中，潘醫師首先矯正民眾看病的觀念；在第二章中更直接

指出在門診中病人對引發疼痛疾病的錯誤想法，例如：退化＝老化、X光有骨刺，疼痛一定就是來自於骨刺、麻就是神經壓迫等，這些錯誤的說法，每日在門診中皆可遇見，可以說實用而切實；在第三章中講述了一些目前新發現或早已知道但大家都沒注意到，而造成疼痛治不好的病因，例如：網球肘、高爾夫球肘等肌腱炎，可能來自於神經病變而非僅是肌腱病變；第四章針對目前正盛行之PRP做一個完整的回顧，雖然不是學術上的回顧，但涵蓋了學術及臨床經驗的結合；在最後的第五章，介紹了目前較全面性治療疼痛的方式，雖然，學術界可能還有一些不同的看法，但也暗示我們，疼痛治療須日新又新不斷學習。

我認為這是一本很有教育性的疼痛專書。對於有疼痛困擾的病人可以進一步了解自己的問題，但萬萬不要以此書的內容，成為「狼共」醫師，也就是說，若有疼痛問題，仍需尋求專業醫師的協助。對於初入疼痛領域的醫師，本書將給你一個完整的概念。對於已熟悉疼痛領域的醫師，我相信也可以提供一些反思的機會，是一本值得一看的好書。

台灣復健醫學會理事長

王亭貴

帶領讀者了解
最新的疼痛醫療技術

疼痛醫學是一門跨專業學科領域博大精深的醫學，坊間一般鮮少有適合普羅大眾淺顯易懂的疼痛醫學普及書籍。所以，欣聞潘健理醫師終於將他過往發表於疼痛書房部落格及臉書上的文章，重新整理修編及增飾結集成《攻疼新醫：筋骨疼痛專家 Dr.Pain 帶你找痛源、解痛根、脫離痛海》一書後，就義不容辭撰寫此一推薦序！

國際醫學上，使用超音波於肌肉、骨骼及神經疼痛上的介入性治療應用，約略就是近 20 年的光景。而台灣醫師於此領域的耕耘，就筆者所知，最早其實應是出身復健科的潘健理醫師於 2003 年造訪奧地利維也納大學醫院麻醉部 Dr. Kapral 為濫觴。

而筆者本身乃於 2005 年美國 Dr. Peter Cheng 訪台時，於馬偕醫院演講及示範超音波於區域性神經麻醉應用為啟蒙。其後再遠赴加拿大，參加 2006 年第三屆國際超音波導引區域性麻醉研討會（3rd Annual International Symposium of Ultrasound for Regional Anesthesia; ISURA）。歸國後，就積極將所學運用於日常臨床麻醉及疼痛治療中。並於時任麻醉醫學會理事長成大蔡玉娟教授的大力協助下，於 2006 年麻醉醫學會年會中，舉辦台灣

首次之超音波於麻醉及疼痛治療的實作演練之工作坊（Workshop）。此會議結合了來自美國紐約 Dr. David Wang（王迎椿教授）、潘健理醫師等人的共同努力，完成了台灣超音波於麻醉及疼痛應用的首次紮根訓練課程。也因這個會議的籌辦跟潘健理醫師就此結下了耕耘於疼痛治療道路上相知相惜的情誼。

潘醫師雖然已從醫學中心走入醫療基層服務，但因著他的獨特理念與理想的堅持，經常遠赴國外取經，吸取醫學新知，持續精進疼痛治療技術。目前台灣疼痛醫學會的理監事專家們，幾乎均任職於大型醫學中心醫院，唯有潘醫師是持續為台灣疼痛耕耘奉獻的個人診所醫師。潘醫師「小診所大醫師」的獨特風格已成為，年輕一輩醫師的追隨典範。

本新書《攻疼新醫》中，潘醫師分為「攻疼」以及「新醫」兩大主軸共計五個專章——於前面三個專章的「攻疼」篇幅中，著墨於疼痛緣由、診治及疼痛專科醫師所扮演角色，以深入淺出的方式敘述，並針對人體九大疼痛部位完整解析以及對一般疼痛患常有的迷思進行破解；而後面兩個專章有關「新醫」的疼痛治療技術篇則是針對新近的「再生醫療」，以簡單易懂的說明，帶領讀者了解最新的疼痛醫療技術。相信藉此一普及化的疼痛醫學專書，可以讓普羅大眾一窺浩瀚疼痛醫學的一角，進而對疼痛醫學及治療有更深入的瞭解 。

臺灣疼痛醫學會第十四屆理事長
臺北馬偕紀念醫院疼痛中心主任
林嘉祥

真是一本好書啊！

　　健理是一個執著且擇善的人，汲汲於知識與真理的追求。此書亦若是。

　　自健理於長庚時，即感於其認真與熱烈的求知慾，對醫學的原理更有深切的使命感與切身感。總記得門診後一起去吃碗簡單的牛肉麵，但是對問題的解決也在不知不覺中迎刃而解。醫學之困難在於盲人摸象般的謬論，永遠都對的盲人與永遠都錯的盲人，卻也永遠不會知道真相是或不是如此。此書以一嶄新觀點與分析手法，跳脫多數醫師的迷思，也許疼痛與大家多年想的不一致。尤其是痠麻，真是困難啊。我多數時候是只能當上帝般的安慰病人，沒事吧。但想想也真是心虛不已。健理提出一套解決方式，真是福音。

　　而新生治療方式事實上需要經過冗長的驗證與嘗試錯誤，今天PRP只是在嬰兒期，仍有數不盡的問題需解決。也許這一代人只能解決一部分，至少健理兄也提出一套目前了解的論述，足供大家詳讀。新生醫代如潘兄者，少矣。希望能有更多論述以利大眾。

台灣運動醫學會榮譽理事長
葉文凌

復健科、骨科共同為疼痛患者創造福祉

多年來，在我栽培出來的醫師學生中，潘醫師是少數積極主動帶著超音波機器、套上手術衣、走進開刀房裡跟著骨科醫師學習的復健科醫師。看到他出了這本新書，除了感到欣慰之外，也期許潘醫師在跨領域的醫療創新過程中，也能持續與骨外科醫師保持良好的互動，共同為疼痛患者創造福祉。

吳濬哲骨科診所院長 **吳濬哲**

抽絲剝繭解讀惱人疼痛

以疼痛醫師的身分與健理熟識多年，十分感佩他對各種複雜疼痛的系統化思考與精巧處置，這回見他將思路精華化做文字，引領讀者抽絲剝繭解讀惱人的慢性疼痛，相信能造福更多病患。

臺大醫院麻醉部疼痛科主任 **林至芃**

有助對疼痛相關知識更加瞭解

疼痛是極為常見的疾病，當碰上常使生活品質造成極大的困擾，此時將浮現「好醫師在何處？」潘院長是台大醫科畢業，行醫已20年並一直專研疼痛，病患極多，他在繁忙的醫務工作外，更持續學習進修、參與國內外重要的研討會，因而其知識、技術一直與時俱進，其整合乾針筋膜鬆解、增生與玻尿酸注射等技術，在醫療上廣受好評。

此次他更將其多年的成果與心得出版此書來與大家分享，這是社會大眾的福音，這書甚值得擁有與研讀，相信將使讀者對疼痛相關的知識更為瞭解與認知。

臺灣大學管理學院教授 **翁崇雄**

增進自我健康理解力

非常佩服潘醫師對於各類筋骨症狀的全面理解與創新的醫療觀點，同時能將複雜的病理，變成平易近人的語言，衷心推薦您這本充滿正確觀念與案例的好書，除了加強醫病合作，更能增進自我健康理解力，提升健康生產力！

脊椎力學專家 **鄭雲龍**

誠心推薦給受疼痛所苦的你

潘健理醫師擔任球隊醫療顧問期間，面對球員各種疼痛難題，總以親切、專業的方式問診，為了解決難解的疼痛問題，更不斷精益求精，期許自己能帶給患者最新的解痛治療方式。在書中，潘醫師以不同角度切入、破解各式疼痛，對於有運動傷害的人來說，肯定有所助益，在此誠心推薦給受疼痛所苦的讀者們。

璞園建築籃球隊

對我來說，你就是我的英雄！

在此，我想要向潘醫師致上最深的感謝，感謝你在傑出運動傷害醫療照護上的付出。近年來，你花了非常多時間協助我克服各種傷勢與壓力難關，在我個人的運動治療上扮演了關鍵性的角色，多虧你，讓我能在熱愛的籃球領域中發光發熱，且成為台灣球場上的國際英雄。

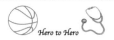

Hero to Hero

Dr. Pan,
I want to express my appreciation for your outstanding medical treatment with my sports injuries. In the recent years you have played a significant role in the longevity of my professional career. You have taken the time to help me overcome many stressful injuries. Thanks to you I am able to continue competing in basketball and become a national Taiwanese Hero. Without your professional medical care, this could not be possible. This makes you a Hero to me. I am truly grateful to have you as my Doctor.

Thank you,
Qyincy Davis ???

對我來說，你就是我的英雄，沒有你的專業醫療照顧，這些都不可能達成！在此獻上深深的感激，也將潘醫師的新書推薦給所有讀者。

籃球員 **戴維斯**

渡邊猶記夫：

醫者渡人，同時也在渡己！

醫師，是最古老、卻又最創新的行業。行醫23年，從醫學中心、區域教學醫院、進而進入基層服務6年多；往年「大醫師」的光環逐漸褪去，驕傲與虛榮早已不再；在脫下飄逸的長袍、捲起袖子的瞬間，才更深覺，原來醫師生命中最寶貴的時刻，早已深深地與每位患者的健康交織在一起了。在交織的那一刹那，患者將健康的機會交給了我，而我也專注地接下任務，用心將他們送到康復的彼端。

是的，醫者像是渡船夫，在病痛之河上用專業與熱誠撐起一葉扁舟，一次又一次，一回接一回，努力將患者引渡到健康的彼岸。河水並不平靜，暗潮也未必可預測，對岸更不是一蹴可幾；稱職的渡船夫，只能不斷累積河道的經驗，大江南北四處跟其他船夫請益，並裝配最新的航行器材，只求每一次航行，都能順利完成患者的付託。

身為疼痛復健雙專科醫師，對「醫者渡人」，常有更深的體會。因長年多次接受國外最新的訓練，患者有時接受治療後，往往驚覺到所謂「神奇」的療效；此時，身為渡船夫的我，只是微笑道：「這並不神奇，只是你過往只知跋山涉水，卻不知有此舟可渡！」相反地，有時患者對於某些

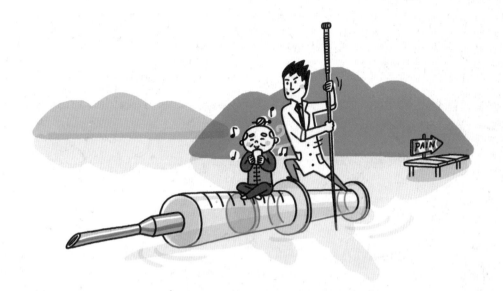

診斷與治療的執著，讓他（她）寧可選擇固守在疼痛的此岸，卻不願接受新而有實證的療法，身為渡船夫的醫師，百般勸說遭拒後，也只能無奈地搖頭。

醫者渡人，同時也在渡己。每一次成功的航行，都是醫者投以生命的軌跡；而每一次的挫折，卻也給予醫者再次修行提升的機會。無論成功或挫折，都是醫者真誠的寫照。本書所寫的，就是一位專注認真的疼痛醫師，於繁忙臨床工作之餘，在「渡邊」記錄下來的點點滴滴。

潘健理

2016. 秋 於台北診所

Contents

Chapter 1

痠痛可根治，
只要看對科、找對醫師！

Column　Mrs.Pain 醫師娘的診間記事

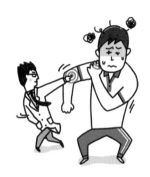

Chapter
2

觀念扭轉！
避開14大痠疼痛陷阱

Column Mrs.Pain 醫師娘的診間記事

醫者之心 104

Dr.Pain 對症解惑
人體 9 大部位痠（疼）痛解析

完全搞懂 PRP 治療

Chapter **5** 完整修復痠疼痛的根本療法

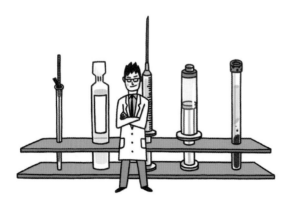

痠痛可根治，
只要看對科、找對醫師！

Chapter *1*

疼痛治療，要找哪一科？

如果是單純的疼痛，看哪一科都好；但如果是複雜的疼痛，就要慎選醫師了。畢竟面對複雜、跨系統的疼痛表現，專科醫師常因局部觀點限制，無法全面評估及解決。

◎ 分科，紛亂？

二次世界大戰後到二十世紀末的醫療進展，多集中在醫療的細分科上；醫療專業因此愈來愈專精，專科醫師與次專科證照制度，就是細分科之下的產品。

然而，細分科下的各專科醫師，是否有能力以綜觀全局的方式來看待所治療的患者，而不會因所受專業訓練的思考邏輯所框架住？答案往往是令人失望的……

以疼痛治療為例，各專科醫師針對同一疼痛症狀所下的診斷，常因科別不同而差異甚大。這就是目前「局部觀點」下的臨床疼痛治療樣貌。在局部觀點運作下，各專科別醫師針對所屬主訴而開立的治療處方，也順著局部觀點的邏輯，產生以下的治療策略：

各科醫師針對症狀所開立治療策略的不同

症狀	目的	處方
神經痛	安定神經	抗癲癇藥、抗憂鬱藥、神經阻斷劑等
筋骨痛	消炎鬆弛	類固醇、止痛藥、肌鬆劑等
風濕痛	免疫抑制	類固醇、抗組織胺、MTX、恩博等
缺氧痛	血管擴張	抗凝血劑、血管擴張劑等

　　這樣的治療邏輯，是眼下疼痛醫學界的主流模式，也的確解決了許多問題，功不可沒；而醫療體系朝細分科後的各功能科別（疼痛科、骨科、神經內外科、復健科、風濕免疫科、身心科等），在手上都有屬於自己專業的獨門利器，行之多年也成果豐碩，自然更強化了自己的信心，認為很多的疼痛問題，應該都能用自己的方法解決。

　　如同七龍珠故事中，眾高手各擁一顆專屬的龍珠，因此有著強大的力量；然而，比起七顆龍珠合體後所迸發出來的能量，單一龍珠卻是無法比擬的。按此邏輯，「多專科聯合看診」似乎是處理複雜疼痛難題的解套之道；可惜的是，當今專科合體看診的制度，似乎還沒有很完善，以致於許多疼痛患者長年處在「**逛醫師**」的狀態，而本身的疼痛仍無法根治。

專科訓練帶來專科框架

　　台灣專科醫師訓練的教育模式，是 6～7 年醫學系畢業之後才開始的；一旦訓練完成並考取專科醫師，就具備健保署賦予該專科特殊的給付權

利，在收入與專業地位上，說實在的，已相當令人滿意。因此，醫師在專科取得後的進修，自然而然會順著該專科證照展延所要求的，圍繞在自己專業框架內，取得新的知識與技術。

然而，這所謂的專科醫師，在面對複雜性、跨系統的疼痛表現，常會因局部觀點的框架限制，無法全面評估並解決此複雜疼痛，而顯得左支右拙。**也因局部觀點，各科醫師對同一疼痛問題所提出的診斷，常差異甚大。**「盲人」摸象的現象，對於長期被複雜疼痛困擾的患者而言，更是在他們的痛苦之上，再加了一層困惑。

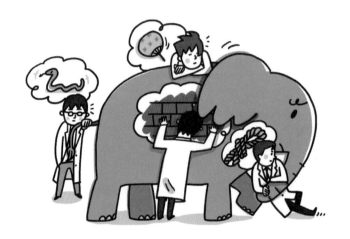

面對同一疼痛問題，各科醫師所提出的診斷大不同。以頭痛為例，神經內科醫師診斷為神經痛、復健科醫師診斷為肩頸引起，如同「盲人」摸象，摸了耳朵以為是扇子、尾巴以為是蛇⋯⋯

非關醫療？

再深入檢視，會發現健保給付論件計酬的誘因機制，更助長、強化了疼痛治療的局部觀點。

首先，假設一個複雜的疼痛問題需要三十分鐘的評估時間，才能初步理出頭緒；但健保給付的金額，卻與看三分鐘就能解決的看診模式一樣。

將心比心，換做你是醫師，你會想用多久時間為此患者看診？（更不用說診間外面還有三、四十位患者望眼欲穿地在焦急等下一號呢！）

反觀，如果其他醫師有能耐，可以用「高效率」快速處理複雜的疼痛問題，那可以預見此醫師門診必定是人山人海；而且無論是健保給付、機構內影響力等，都是十分風光的。但，高效率的健保看診模式背後，是否也創造了許多「難以根治」的惆悵呢？

就算醫師真的佛心滿滿、慈悲為懷，很想「撩下去」徹底好好解決患者多年的痛楚；無奈自身訓練受局部觀點牽制，以致「仁心有餘、仁術有限」，面對複雜的疼痛患者，即使傾其全力，終究還是愛莫能助❶；而這些複雜性疼痛的患者，難免再度以失望收場，而一次又一次的努力落空，也不免讓這些有心處理的醫師「望痛生怯」。

健保桎梏，專業框架；慢性筋骨疼痛，難道真的求治無期？

解決之道，唯有跨領域的知識交流與學習，才有可能為此局部性醫療困境做解套，但實際執行上卻是困難重重！因為本位主義，加上同業競爭，使得跨醫療科別的疼痛合作模式窒礙難行。面對每日各領域爆炸性的新資訊，實在沒有任何一位醫師可以全盤專精，不管他（她）是哪一科的❷。

再問一次，筋骨痠痛，到底要找哪一科？

答案是：如果是單純的疼痛，看哪一科都好；但如果是複雜的疼痛，則就要慎選醫師了。

---

❶ 原因請見《Chapter2 慢性疼痛為何如此複雜？》一文 P.61。
❷ 請參考本篇《你的疼痛醫師，會挖「礦」嗎？》一文 P.37。

筆者目前之所以同時具有疼痛、復健及超音波等三種專科執照，也是本於起初單一專科訓練後，仍無法解決臨床上各種難治之疼痛問題，才會積極向其他專科取經，將自我疼痛診治的思路加大加深，也確實發現因此增加了解決問題的能力。

　　同時，由於我們選擇創業，開設了國內少見的以「組織再生修復」為核心理念的疼痛專科診所；創業之初，雖對本身的專業信念深具信心，但面對每位患者帶來的各式疼痛挑戰，仍時時抱著戰戰兢兢之心，不敢懈怠。直到發現我們這種跨領域的診療模式開始被口耳相傳，而「真的會好起來」的口碑也逐步吸引了來自全國各地，甚至國外的患者；這才了解原來大家真的需要一個「跨專科」，以疼痛為主要診治項目的醫療機構❸。

　　可惜的是，目前國內的疼痛門診大多集中在大型教學醫院中，仍然無法滿足絕大多數基層民眾的需求；但願在可見的未來，疼痛專科診所可以像社區圖書館一般，在大家的生活圈裡普及開來。

---

❸ 請參考本篇《疼痛科，究竟是哪一科？》P.35。

痛好久，遍尋名醫治不好？

哪類患者比較容易從疼痛中「畢業」的呢？答案
很弔詭，因為這跟疼痛複雜度、嚴重度等，似乎
沒有太大的關係⋯⋯

患者走進診間，一坐下來常劈頭就問：「潘醫師，你知道嗎？來看你之前，不知看過多少名醫了！」

此話聽來，的確辛酸，卻也聞到一絲趣味。

辛酸的是，病患被疼痛糾纏，早已山窮水盡，從台灣頭看到台灣尾，從西醫看到中醫，從民俗療法看到吃符咒，都無法見效；如此辛酸，確實令人心酸。

有趣的是，有意無意，患者試著藉名醫診治無效之憾，喚起醫師的好勝心，看能否讓醫師更專注、更用心、花更多時間下工夫在自己的病症上。

這樣的訴求，合情、合理。

長久以來，多專科與國內外豐富多樣的訓練資歷，無形中吸引了這些「在外流浪」、「走投無路」的疼痛患者前來就診；然而，當患者逐步點名這些名醫、細數如何治療、如何無效的同時，我心裡的壓力卻也愈來愈沉重。

「你的疼痛，真的很難處理；老實說，經過這麼多高手，我也不敢保證一定會有效。」我說明著。

「但這裡能給你的，除了盡力做到詳盡的診察與解釋之外，最重要的，是給一個綜觀全局、追本溯源的觀點，並提供對應這觀點的治療模式。」我仔細看著患者的雙眼，確認自己的說明被充分理解。

「至於，是否能接受這個觀點或治療後是否一定、馬上看到效果，可能需要請你先把期待降低一些。」離奇的是，這群難治的患者中，在一次又一次，動態調整診治方向、好好壞壞、似有若無的療程中，真的有些就這麼好起來了！

哪類患者比較容易「畢業」？

山窮水盡，柳暗花明，這真是太好了！

不過，我們不禁要問：到底哪一類的患者，是比較容易「畢業」的呢？

答案很弔詭，因為跟疼痛的複雜度、嚴重度等，似乎沒有太大的關係。

最後能從診所完治「畢業」的，往往都是那些有耐心、能在變動的治療反應中持續與醫師凝聚共識，且「願意」讓醫師更專注、更用心、花更多時間診治的患者。恭喜那些「畢業」的病友們，你們的努力，最後獲得了應有的報償；也期許接下來「入學」的朋友們，即使遍尋名醫不得其解，也不要輕言放棄。或許，那人就在燈火闌珊處。

想早點從痠痛學校畢業？必須具備這幾點：
1. 有耐心、能在變動的治療反應中，持續與醫師凝聚共識的患者。
2. 「願意」讓醫師更專注、更用心、花更多時間診治的患者。

西醫打針，都是打消炎止痛針？

如果所有的筋骨疼痛都是因為發炎，那為什麼有這麼多的筋骨疼痛，吃消炎藥、打消炎針卻沒有效呢？

診間小故事 | 全套淡定伯

　　潘醫師執業已有一段時間，固定的老病人不在少數，其中與潘醫師最有默契的，就非「全套淡定伯」莫屬了，淡定伯是一位公司老闆，年齡約七十歲左右，氣色紅光滿面，身材保養得宜，看來比實際年齡年輕許多。

　　淡定伯第一次進診間時，除了潘醫師外，其他診間工作人員並不認識他，只見潘醫師一反常態的，問診過程異常簡短，最後直接以「全套、半套」類通關密語般的話語做結尾，就開始執行包含乾針筋膜鬆解、增生注射與玻尿酸注射等治療。

　　在過程當中，潘醫師與淡定伯兩方，中間沒有任何話語的溝通，熟稔的一路進行下去，治療的針數並不少，淡定伯全程安靜而且面無表情，偶爾只低聲說句：「對」或者「很好」，治療就這樣悄然無聲進行下去，在旁觀者眼中看來，像是一個有趣又神祕的儀式。半個鐘頭就這樣過去了，潘醫師停了下來，雙方交換了一次眼神並互相點點頭，潘醫師說話了：「就

這樣」，淡定伯則回說：「好。」看診就結束了。

　　看到我們一臉疑惑不解的表情，潘醫師找到空檔解釋給我們聽，原來淡定伯是從前他在醫院期間的老病人，因剛開始是純粹開復健單子去做復健，後來淡定伯反應說復健效果不夠快，加上本身業務繁忙，時間有限，才開始潘醫師與淡定伯執行上述治療的因緣。從此一試成主顧，雙方奠定深厚的默契，最後則發展出「全套與半套」模式。

　　潘醫師解釋說，全套代表含玻尿酸注射在內，因為玻尿酸的療程是每半年一次；而半套模式則是不含玻尿酸注射，上半身與下半身重新稍做調整，達成平衡。淡定伯大約每 6 ～ 9 個月固定回診一次，每次見到他，診間小姐就會提醒潘醫師：「淡定伯來了！」只見雙方非常含蓄的說出通關密語，簡短問診就又無聲地開始與結束。

　　淡定伯永遠看起來氣定神閒，狀態良好，你真是永遠的淡定伯耶！

——Mrs.Pain

消炎止痛針是基於「疼痛＝發炎」

　　我是以整合式的功能性注射，重建淡定伯筋骨的動態平衡。而淡定伯之所以如此淡定，一方面是對注射治療的痛感較熟悉，早已知道會是什麼感覺；另一方面，是淡定伯對療效的信心，確定整套注射下來，療效應該十拿九穩。

　　但不免要問，打那麼多針，都是止痛消炎針，如：類固醇、局部麻醉劑嗎？

　　當然不是。

　　一般所謂的消炎止痛針，是基於「疼痛＝發炎」這個假設；無論是肌

腱炎、骨膜發炎、滑囊炎、關節炎等，都是醫師常給病患的診斷。然而，事實並非如此單純，如果所有的筋骨疼痛都是因為發炎，那為什麼有這麼多的筋骨疼痛，吃消炎藥、打消炎針卻沒有效呢？

潘健理診所功能性注射的原理

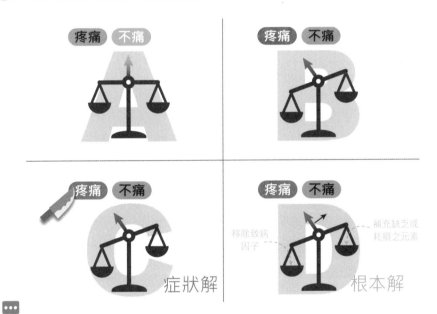

無痛健康的生理，是功能平衡下的狀態（A）；複雜疼痛常常是體內生理功能失衡下的結果（B）。但局部思考以止痛 pain killing 的方式處理，當然會無法根治（C）；系統思考強調重新恢復平衡，療效自然較根本而徹底（D）。

📍 筋骨整體結構失去平衡

在疼痛後面，其實存在著另一個更根本的原因：系統失衡。

當筋骨處於動態平衡狀態時，其實是不痛的（圖 A）；一旦失去平衡，就會產生疼痛（圖 B）。而失衡筋骨系統的具體表現，則包括以下四種主要的組織變化：

1. 筋太緊繃、一坨硬梆梆的，好像把整片身體綁住一樣。

2. 骨膜受損，動起來喀啦喀拉的，又痠又軟，變天更嚴重。

3. 軟骨磨耗，關節裡積水，旁邊的筋好像被拉住，活動受限。

4. 神經被綁住，感覺肢體整片僵硬，又痠又痛、動彈不得。

這些產生疼痛的筋骨組織變化，大多與發炎無關，用消炎藥、打止痛針，自然收不到效果；即使一開始有效，療效也無法持久（即一般說的「症狀治療」，圖 C）。

所以，我們希望藉由各種功能性的注射，將患者筋骨受損處一點一滴的重建起來，從根源處解決疼痛問題（圖 D）。所使用的功能性注射很天然，對人體很友善，效果也相當顯著。其中包括：

1. 乾針筋膜鬆解：將緊繃的筋膜放鬆。

2. 葡萄糖及 PRP 再生注射療法：將受損的肌腱、韌帶、骨膜修補起來。

3. 關節注射玻尿酸：將磨耗的關節軟骨填補起來，使關節潤滑。

4. 疼痛解套注射：將受傷的神經鬆綁，痠痛緊繃迎「針」而解❶。

因此，我們可以在幾乎不使用止痛消炎藥的情況下，交叉運用各式的功能性注射（圖 D），根本地讓患者的筋骨系統，重回原本健康的平衡狀態（圖 A）。

---

❶ 功能性注射請詳見《Chapter5 完整修復痠疼痛的根本療法》P.235。

開業醫，都是打類固醇？

類固醇在台灣這種異樣的醫療環境，遭到部分醫療院所濫用，長期累積下來，原本的好藥卻變成惡名昭彰的東西。

診間小故事 │ 類固醇 O 注射

　　許久不見的醫師友人帶家人回鄉過年，也抽空順道過來羅東與潘醫師相聚。同為相關領域的友人對於潘醫師經營沒物理治療的復健科診所，居然還能生存下去，感到十分好奇；在參觀過診所內部陳設之後，問了一句：「潘兄，你這邊沒做物理治療，病人又都是疼痛患者，想必類固醇需要打不少吧？」。

　　潘醫師笑了笑，輕輕的回答：「不瞞你說，我最近這幾年打的類固醇總量是……零。」為了讓對方確認，潘醫師還用右手食指勾住拇指，在空中圍出了一個「O」字型。

　　友人聽了，覺得不可思議，有幾秒鐘的時間，空氣似乎凝結在一起。「潘兄！」突然用力拍了一下潘醫師的肩膀：「你……你實在太有梗了！」他邊笑邊咳嗽，似乎高興之中帶著一絲絲驚訝。

開業醫的標籤？

大部分的民眾對於診所醫師，尤其是看筋骨痠痛的醫師，都有一種刻板印象：

啊，開業醫，還不都是打類固醇，你沒看醫師都抽那一管一管像牛奶的針，就是美國仙丹；唉呦，這種針打下去，痠痛一下就好了，可是打多了，骨頭都會疏鬆耶⋯⋯

其實，類固醇只是一種強力的消炎藥物，並非惡藥，若使用得當，是臨床上非常好用的藥物。只是在台灣這種異樣的醫療環境，遭到部分醫療院所的濫用，長期累積下來，原本的好藥卻變成惡名昭彰的東西，而且莫名奇妙成為開業醫的標籤，久久無法抹去。

有許多治療優於類固醇注射

因此，我們在開業之際，曾經認真思考是否要持續使用局部類固醇注射，經過深思考量之後，最後做出「放棄類固醇注射」的重大決定；相信這在台灣，應該也算是先驅或創舉，為什麼要這麼做呢？原因有四：

1. 在民眾對診所醫師信任度受到挑戰的此刻，唯有完全放棄，才有辦法取得就診患者的全盤信任。

2. 我們的治療模式，原本對類固醇的依賴程度就很低（小於千分之一）；對於那些非要用類固醇注射的患者，就盡力幫忙做好轉診與說明的動作即可。

3. 我們所使用的治療模式，有許多的療效都優於類固醇注射；甚至有幾種治療，還能逆轉並治癒因注射類固醇所產生的副作用❶。

4. 既然已經有那麼多醫療院所在打類固醇了，也實在沒有必要再多一家提供類似的服務。

　　於是，我們就這樣「有梗」了好幾年，患者起初還很驚訝我們這裡沒有消炎針可以打；後來，隨著患者口耳相傳，大家也都習慣了，久久才會有初診的患者來討消炎針打；有趣的是，經過解釋、說明過後，這些討消炎針的患者也都點點頭說：「對啦，消炎針不會斷根，還是不要打比較好⋯⋯」我微笑以對。

❶ 請詳見《Chapter4 完全搞懂 PRP 治療》P.195。

每個人心中都有一位
「狼共」醫師

由網路下載的專題文章，雖有助於醫病的溝通，
但偶爾也會造成醫師的困擾。

以下是診間常見的經典對話：

【對話一】

　　患者：「醫師啊，我聽人說，注這個不好，骨頭會酥掉喔。」

　　我：「好，你是聽誰說？」

　　患者：「啊，就是鄰居說，報上也有這樣寫喔。」

　　我：「你的鄰居有讀醫學院嗎？你今天要注的是玻尿酸，你鄰居說的是
類固醇，你放心，這兩個針不一樣。」

【第話二】

　　患者：「醫師啊，我覺得我這個毛病是 xxxxxx。」

　　我：「蛤，真的嗎？你怎麼會這樣想？根據是什麼？」

　　患者：「我有一個朋友的朋友的弟弟，他的症狀跟我很像，別的醫師說
他是這個診斷，我想我應該也是。而且我查過網路了，網路上的描述和我的狀

況很接近。」

　　我：「等我好好問診再檢查完，我們再來下診斷好嗎？」

📍 媒體訊息有助溝通，也造成醫病困擾

　　網路媒體的發達，讓包含醫療知識的所有資訊，以最快的速度與廣度散布在網路中，一般民眾隨時可以關鍵字方式搜尋，只要讀完 定篇幅的文章，便可以對一個特定的病名有所了解。

　　而報章雜誌為了普及專業的醫療報導，常提供文字淺顯易讀，並搭配時下流行議題的醫學新知文章。也常看到病人帶著媒體報導關於我的文章剪報，或由網路下載的專題文章，來到診間就診，這些訊息有助於醫病的溝通，但偶爾也會造成醫師的困擾。

　　「醫師啊，我從網路上下載了一些醫學報告，我可以一篇篇跟你討教一下嗎？」

　　接下來，碰的一聲，重重的背包裡抓出一大疊原文資料，上面劃滿記號。我心中暗叫不妙，小姐趕緊告訴接下來候診患者可能要多等會，可以先出去吃點東西、辦點事再回來，你來我往問診完，已是 40 分鐘過去，而患者堅持問完的報告只翻了一半。

　　患者：「醫師，我還是覺得，我應該是報告上說的 xxxx，而不是你說的 xxxx。」

　　我：「可是，我是診斷我面前這位病人，而不是報告裡面的案例。」

　　患者：「我還有好幾份報導要給你看，沒關係，醫師我先讓你看其他病人，我在外面等你下診，再繼續跟你討論。」

　　我心中 OS：「救命啊！」

　　親愛的病人，聽「狼共」（別人講），也請聽醫師講，畢竟你面前的這位醫師真真實實地看到你，也為你問診與檢查，對你的了解應該是比「狼共醫師」更多一些，而且也願意提供專業的醫療諮詢與服務，我們提供給你復原的機會，應該比較大吧！

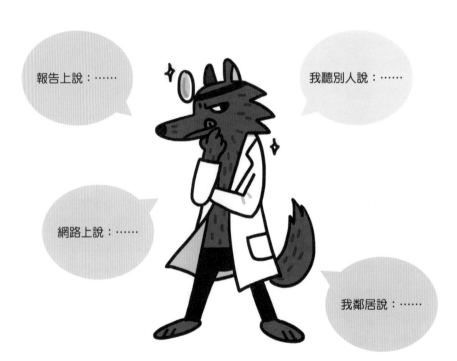

報告上說：……

我聽別人說：……

網路上說：……

我鄰居說：……

疼痛科，究竟是哪一科？

「疼痛科」專科醫師，是「專科醫師後」的專科
醫師，是各專科中頂尖的高手。

疼痛是最需照顧的核心問題

　　治療疼痛的專科這麼多，而「疼痛科」醫師，應是最「在意（care）」
患者疼痛的醫師。

　　大部分的醫學專科，將患者的疼痛，視為疾病或傷害的一種「症狀」；
但「疼痛科」醫師，卻將患者的疼痛，從疾病或傷害的診斷中獨立出來，
並視為最需要照顧（care）的核心問題。

　　疼痛科醫師認為：

　　先求不痛，再一步步想辦法根治問題；

　　先搞定疼痛，患者才有能量面對後續的治療；

　　先緩解疼痛，才能好好做復健；

　　先解決疼痛，肌肉才能被訓練；

　　只有控制好疼痛，手術才算真正成功。

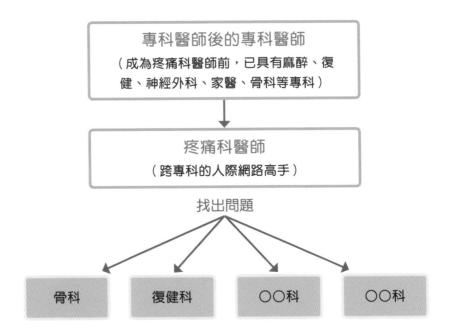

「專科醫師後」的專科醫師

「疼痛科」專科醫師，是「專科醫師後」的專科醫師；在取得疼痛專科醫師之前，都已經各自具有麻醉、復健、神經外科、家醫、或骨科等專科了。

所以，當你找「疼痛科」專科醫師時，事實上，你是找到一個跨專科的人際網路；換言之，無論你找的疼痛科醫師背景為何，在他（她）的背後，正矗立著各專科中頂尖的高手。

一旦有需求，這個人際網絡，可以在最短的時間內，將你帶到最適合你的專業醫師面前，並得到最妥適的疼痛照護（pain care）。

你有疼痛的困擾嗎？

Your Pain, We Care！

你的疼痛醫師，會挖「礦」嗎？

他（她）或許沒有教授、主任等光環圍繞，但因為提供患者更新、更全面的診療服務，反而有能力解決機構醫療力有未迨的問題……

「醫資礦人」

　　如同其他的專業知識，醫療資訊正以人類大腦學習能力無法追上的速度，迅速地在累積著：面對如此快速暴增的知識，有一群醫師試圖跨越教學醫院內傳統師徒制的吸收方式，決定採取較積極的行動。

　　與教學醫院內的教授醫師不同的是，這群醫師沒有將心力投注在發表專業研究文獻，也不在乎學術上的桂冠與榮耀；相對地，他們將大部分的時間花在擷取醫學新知，將其整理、貫通，化為臨床可施行的診療行為。他們在乎的，是專業知識得以與時俱進；更重要的是，患者也因此得到最佳診療。

📍 醫界的顛覆式發展

傳統上，新進醫知的取得，大多仰賴大型醫療機構中的資深教授「由上而下」遞交給中小型醫院的學生醫師，然後再傳到基層診所。然而，在醫療資訊透明化、水平化的今日，這群醫師開始有機會比醫學中心的教授們，在特定領域中更具有專業的水準與臨床經驗。

這樣的顛覆式發展，逐漸產生以下幾種醫界現象：

1. 許多醫療的創新活動開始由基層醫療發起，經一段時間普及之後，才引起機構式醫療院所的注意與重視。

2. 在某些較先進的基層醫療可見的診療模式，往往無法在「正統」的醫學中心中看到。

3. 針對新進的診療模式，由於基層醫師申請人體試驗困難度，遠超過機構中的教授們；因此偶有見到「偷跑」的情形，使病患的醫療品質承受了某種程度的風險。弔詭的是，在台灣社會中，這種行為通常需要等到「出包」了，主管機關才會慌慌張張地介入。

4. 默默在各個專業角落中，擷取、整理新進醫療資訊的醫師，通常會是個孤獨的「醫資礦人」。他（她）或許沒有教授、主任等光環圍繞，但因為提供患者更新、更全面的診療服務，反而有能力解決機構醫療力有未逮的問題，在患者間反而贏得許多好口碑。

因此，當患者問我：「潘醫師，為什麼我都找不到醫師做這些治療？」時，我也只能苦笑回答：「喔，其實其他醫師都比我會做，只是……他們比較忙，沒空一針一針的幫你做治療。」

你的醫師，會挖礦嗎？

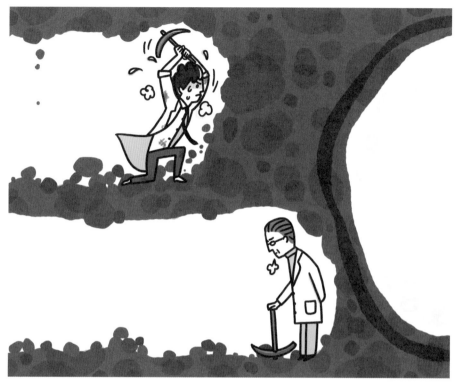

💬
醫資礦人
默默在各個專業角落中，擷取、整理新進醫療資訊，他或許沒有教授、主任等光環圍繞，但有能力解決機構醫療力有未迨的問題，在患者間贏得好口碑。

治慢性疼痛要積極，
但別著急！

慢性疼痛的治療像剝洋蔥，需要一層一層去了解、去解決，但洋蔥總有剝完的時候，想治好疼痛，請給自己及醫師多一點時間。

在還沒有完全了解慢性疼痛恢復的本質之前，我經常會被患者初次治療後的反應嚇到：「醫師，上次你幫我打針之後，我反而更痛！這怎麼回事？」當時的我，其實是冒出一身冷汗的。但隨著經驗的累積與知識的增長，現在的我，會微笑地說：「你先別擔心，這種反應常常會發生，但並不會傷害到你，讓我們一起來檢查看看……」

慢性疼痛是積累、不斷糾結纏繞的結果

慢性疼痛是經年累月造成的，問題不斷糾結纏繞的結果，通常到了醫師面前，早已失去原來初次疼痛的面貌；此時，患者的疼痛就像多層次包裝的產品，層層堆疊，從外表看起來，根本無法窺探到裡面的核心。

所以，面對上述患者的疑慮，每每再次檢查的結果，是患者潛藏在「第

二層」的問題，經過初次的治療後，因之前（第一層）的症狀被解決了，找不到「掩護」而被迫冒了出來。

　　「你看，之前你說的這個問題，是不是比較好了？而你說得更痛，其實是在另一個地方痛了起來，對嗎？」我微笑問道。患者想了一下，忽然有所領悟，說道：「咦⋯⋯對耶，好像是這樣。」

　　患者畢竟沒有受過專業訓練，加上久病不適，自然無法敏銳地感受自身的變化；此刻，若有醫護人員適時的引導，便能更進一步幫助他們了解自己的問題。經過一番解說，患者才似懂非懂地接受第二次療程；有趣的是，患者也發現了，這次我治療的方式，又跟上回或第一次不一樣。

慢性疼痛的治療像剝洋蔥

　　「沒錯！」我微笑著說：「你的舊問題解決了，但新問題出來了❶；所以我現在是針對你的新問題來治療，自然用的方法不一樣。等到下次你再回診，很可能又會跟我說另一種症狀喔！」

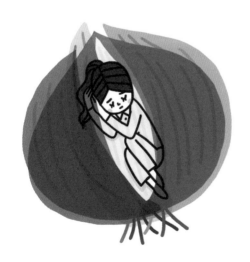

💬
慢性疼痛通常到了醫師面前，早已失去原來初次疼痛的面貌，從外表看來，並無法窺探到裡面的核心；而患者潛藏在「第二層」的問題，經初次治療後，因之前（第一層）的症狀被解決，找不到「掩護」而被迫冒了出來。

患者這下就全懂了，但隨即又問了一個很有深度的問題：「醫師，像我每次的症狀都變來變去，會不會就這樣無窮無盡地治療下去啊？」

「好問題！」我回答：「不會的，請放心；雖然慢性疼痛的治療像剝洋蔥，需要一層一層去了解、去解決；但洋蔥總有剝完的時候，但每個人的疼痛複雜度差異很大，所以需要的療程自然會各有不同。」患者聽完呼了一口大氣，整個人放鬆下來。「謝謝醫師，我懂了，我會盡量配合你的療程，因為我實在痛很久了，這次我真的很想把它治到好！」

---

❶ 按照剝洋蔥理論，其實冒出來的第二層問題，與其說是「新問題」，本質上更應該是「舊問題的舊問題」；換言之，愈往內層，也就是治療愈往後期所遇到的問題，反而更接近疼痛原本的面貌。

吾念針，亦是吾・念・真

醫師的大腦好像頓時長在患者的筋骨裡，將自己
想要患者痊癒的心，化為一針又一針的「念針」，
一步一步，帶領患者走向痊癒之路。

診間小故事 | 以針相會 ✎

　　Mrs.Pain 常私底下問我：「潘醫師，每天都這樣打針，你不會煩、不
會累嗎？」我苦笑著說：「當然會累，而且做這行既勞心又勞力，但累了
這麼多年，卻不覺得煩！」

　　專注疼痛治療超過 20 年，每天跟患者以針相會，對初診、久候的患者，
常以：「不好意思，讓你久等了！」當作診療開始的第一句問候。

　　「潘醫師啊，我們在外面等你等好久呢！」患者回應。我也總是這樣
解釋：「歹勢，我們同時看診、做治療，所以快不起來……」

　　「啊不能叫護樹（台語）小姐幫忙打嗎？」我啞然失笑，額頭垂下三
條線，爆出一顆汗珠，趕緊說明：「這種打針，護士小姐學校沒教，一定
要醫酥（台語）親自執行；而且，我們打針是純手工的，一針一針打下去，
免不了要花點時間，我們的治療是現做的，也沒有辦法冷凍之後馬上微波
給你……」病患會意地笑了，我們也可以正式開始問診了。

最能貫徹醫者意志的治療法

筋骨疼痛的治療林林總總，從作息調整、姿勢擺位、運動鍛鍊、營養補充、口服藥物、物理治療、徒手矯治、一直到微創手術、人工置換等，方法千百種，見仁見智、各家均有其長；之所以一直鍾情於以針求治，原因是「在筋骨系統中進針，最能直接貫徹醫者的意志，並以非手術的方式，明確地讓患者解除痛苦、恢復功能」；簡言之，就是——

吾。念。針

醫師意念的延伸產物

一般患者會以為，醫師持針的右手，是注射治療是否會成功的主要關鍵；但只要有一定經驗的注射醫師，就會知道主角其實不在右手，因為「知者信其左，不知者信其右」。在注射或進針的過程當中，大部分時間是左手指尖的感覺回饋，在默默地導引著右手進針的方向。所以，很會打針的醫師，往往受傷痠痛會發生在醫師的左手臂與肩膀，而不是右邊。

然而，左手的感覺回饋卻是醫師意念的延伸產物；在治療之前，醫師心念中，早已做好治療計畫，先打哪裡、再打哪裡，都已胸有成竹，這樣的念頭會下指令給左手，在治療時應該要感覺到什麼東西，然後，再讓右手做最後的注射執行。

持念入針

　　換言之，醫師的心念，經由自身的筋骨系統運作，巧妙地操控著注射針具；而藉針尖的游走、穿梭，這心念也進入了患者的筋骨系統，無論是注、剝、挑、刺，醫師的大腦好像頓時長在患者的筋骨裡，將自己想要患者痊癒的心，化為一針又一針的「念針」，一步一步，帶領患者走向痊癒之路。

　　所以，如果患者認為我們治療疼痛的療效不錯，與其說是醫師很會打針，我寧願相信，是因為我們真的一直抱持很想讓患者好起來的信念，而這樣的信念，帶動了每一次的進針，才會產生優於其他同業的療效，也就是說：動心→起念→指左→導右

　　對患者來說，我們的核心治療是「吾念針」；然而，對執行注射治療的醫者修為，卻是：

　　吾。念。真

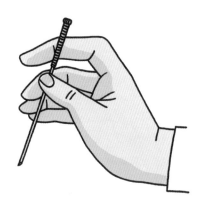

病人傳遞愛與力量，
行醫路上不孤單！

在醫病這條路上，感到挫折與失望時，我會提醒自己，病人傳遞給我們這股愛
與美好的力量……讓自己沉澱下來，回到初衷與原點。

診間記事 1 暖暖包男

　　暖暖包男是一位讓我印象非常深刻的患者，身材壯碩的他，每次來看診，
總是包著一件皮背心，屁股塞著兩個暖暖包，為什麼我會知道數量呢？因為每
次他一趴下來打針，暖暖包就會掉到診療床下，撿完一個還有一個，我總是
納悶著，看起來身強體壯，容易讓人聯想到北極熊形象的他，真的有那麼怕冷
嗎？

　　定期來看診扎乾針的暖暖包男，總是安靜且不多話，印象中他曾提到因為
背部病痛辭去工作暫時休養，除此之外，就是例行性的專注扎針了。最近一次
回診，趴在床上治療上背下背時，他低聲說道：「潘醫師你救了我，我已經去
上班了，我的人生終於變成彩色的了。」因為採趴姿壓在枕頭上，所以傳來的
聲音好微弱，但我聽到了。全心專注的潘醫師當場並沒有聽清楚，而暖暖包男
也許是害羞，也只說了那麼一次，此時此刻，時光彷彿停住了，這句話靜靜地
打進我的心裡，到現在一直沒有忘記過。

後來一次看到暖暖包男時，他的氣色與膚質狀態都好多了，坐在診療桌前，他說：「潘醫師我覺得你們的工作是神聖的，你們在做、上天有在看。」這句話再次輕輕飄進心裡。

在往後的日子裡，每天在診間與櫃檯工作，有時難免失意與憤怒，淹沒在滿滿的工作事項與例行事務時，我會停下來一兩分鐘，問問自己的初衷與工作的價值為何？我問自己是否可以看見醫療工作的本質，問自己能否不要拿印象與偏見對待病人，問自己是否可以如同潘醫師一樣，安住在每一個病人的進針與治療當下，這樣的此時此刻是獨一無二而功德圓滿的。

暖暖包男，我記得你了，今年冬天如果你再回診，我猜猜看你還用不用暖暖包。

診間記事 2 蘭姐姐

第一次見到蘭姐姐是在台北中山醫院門診診間，妝扮優雅美麗，說話輕聲細語，談吐用詞謹慎而文雅，儀態大方，令人感到自在而舒服，當天在診間一起跟診的我們，對蘭姐姐都留下了深刻的印象。

蘭姐姐因在停車場不慎摔跤，肩膀受傷而緊急手術，術後肩膀與手的活動度下降，影響到日常生活作息，復健療程稍有改善但碰到瓶頸。有一天，蘭姐姐的先生買了本週刊，裡面正好刊出潘醫師肩膀打玻尿酸的專訪，鼓勵不妨一試，就這樣開啟了我們醫病的緣分。

看診當天，潘醫師用超音波仔細檢查蘭姐姐的肩膀後開始治療，在超音波

引導下，注射玻尿酸進入肩膀，這樣的疼痛應該算是可以忍耐；而撥針就不同了，撥針目的在於，將肩膀組織內的沾黏，利用針尖的壓力分離開來，過程中的疼痛真的可以用「刻骨銘心」來形容。

但蘭姐姐在治療過程中，總是展現最高度的耐性與韌性，一聲也不唉，痛得很優雅，頂多事後淡淡說句「是真的很疼」，讓我們這些習慣病人在治療過程，必然有些許程度不同反應的跟診小姐，敬佩不已。

一次次的治療，並搭配在地的復健療程，蘭姐姐終於邁向康復之路，肩膀與手的活動度與靈敏度愈來愈好，疼痛感降低，也開始能夠執行更多日常生活的動作，在等待看診與看診過程中，她總是一派安靜、自在與喜樂，如同名字中的蘭字，像一朵蘭花靜靜綻放。

療程結束後，有好一陣子沒有見到蘭姐姐，直到中秋節前夕，有一個超級大包裹寄到診所，這個包裹來自蘭姐姐，包裹中放滿了繽紛的糕點與好茶，另外，還附上一條領帶與圍巾，讓我們邊開箱邊驚呼連連，倒不是因為禮物的貴重，而是那種盛重與豐盛感，在充滿圓滿寓意的中秋前夕，格外觸動平常非常忙碌的我們，頓時，體悟到何謂愛與美好的傳遞。

後來，潘醫師特別繫上這條領帶，感恩贈送者的心意。為了紀念這段溫馨的禮物饋贈，我花了好久時間找尋一個特別的回禮，在好友建議下，我找了一條台灣新生代銀飾設計師的「銀杏」項鍊作品，回贈給蘭姐姐。蘭姐姐顯得很開心，告訴我去年為了看銀杏，特別飛到日本去，銀杏也是她的最愛呢。

下一次再見到蘭姐姐是隔幾個月的耶誕節前夕，她和先生直接到診所就診，順便探訪舊識友人，淡妝優雅的她，看來依舊一派美好氣息，捧了一箱很盛大的紙箱，裡面滿是多彩多姿的蛋糕與甜點，還有可愛的耶誕布偶，診所頓

時像過起了耶誕節，在五顏六色禮物妝點下，閃閃發亮、喜悅了起來，蘭姐姐又送來愛與美好的力量，溫和但堅定的傳遞給我們。

　　下診後，我發現箱子最底下有一條項鍊，趕緊打電話給蘭姐姐，她告訴我，這真是太美好了，我們倆彼此都有一條項鍊，做個念想，而我常常配戴著……

　　在醫病這條路上，當感到挫折與失望時，我會提醒自己，病人傳遞給我們這股愛與美好的力量，這時我會翻翻蘭姐姐或其他病人的卡片，讓自己沉澱下來，回到初衷與原點。

——Mrs.Pain

MEMO

觀念扭轉！
避開14大痠疼痛陷阱

Chapter **2**

筋骨痠痛，只能用藥醫？

許多筋骨痠痛的患者，可經由各式的功能性注射，來緩解諸多急慢性的痠痛疾患。藥物，不再是治療痠痛的唯一選項。

診間小故事 ｜ 阿改婆婆

「阿改！阿改！」

診間內傳來泰雅族婆婆的呻吟聲，在泰雅族語裡，「阿改」就是「痛」的意思。婆婆不辭辛勞與路途遙遠，特地從南澳的部落專程來看診，為的就是想治療多年困擾她的腰痛。對一位長年腰背疼痛的老者，要從山腳下的部落來鎮裡看病，實在是一項艱鉅的工程。

「醫師，我的腰很痛，不過我很老了，別的醫師叫我開刀，但我的身體沒有辦法了啦；而且我吃止痛藥胃會很痛，也沒有空來做復健。可不可以拜託你幫我想辦法，讓我的腰好點？」

💬 **不用藥，也可以醫？**

「不吃藥、不做復健、又不開刀，怎麼可能把腰痛治療好嘛？」婆婆

的女兒在旁邊說道，最後還拉了一段長長的原住民尾音。她原本期待我會說服婆婆來做復健，或至少開點藥勉強她吃，起碼在家裡比較不會整天唉唉叫。

「婆婆，別擔心，有辦法！」我微笑以對。

「喔……」婆婆與女兒同聲叫道。

「有一種打針的方法，是 70 年前一個美國醫師發現的；他把很濃的糖水打到你的腰骨的骨膜上，可以把受傷的筋給它補起來了。」說著說著，我也不經意地用原住民的腔調說話。

「打糖水？怎麼可能？醫師，啊你是不是在開玩笑？」

「沒有開玩笑，你聽我說。」我笑道。「婆婆妳看，妳的 X 光上面，腰椎的骨頭有好幾節都壓扁了，也比較駝背，這就好像一顆檳榔樹，被山上掉下來的大石頭砸到，樹幹被折彎了，往前倒下去，但是還沒有完全斷掉。如果是你家的檳榔樹，妳要怎麼救它勒？」

「那就用繩子給它綁住，再往後面拉緊，最後把繩子固定在地上。」婆婆似乎很有經驗地回答著。

「完全正確！婆婆妳太強了。」 我驚訝地回答。「我們打糖水在你腰骨的骨膜上，就是要把拉住腰骨往後面的筋給它栓緊；每次你來打一次針，就像鎖螺絲往下多轉一圈一樣，妳腰後面的筋會穩穩地鎖在腰骨上，妳的背不但會愈來愈不痛，還會比現在更挺起來一點喔……」婆婆與女兒張大了嘴，完全無法相信所聽到的一切。

「當然，這種治療也不是 100% 有效；根據國外的醫學研究，有效比例大約在 60%～ 70% 之間，而且像妳這種痛很久的病患，身體也比較虛弱，治療的次數會比較多次一些。但因為糖水打到身體裡面，不會傷害我們的器官，所以即使效果不是很好，只要你打完針傷口照顧好，接受這種治療最壞的情況，就是白花錢與時間；不過，我會盡我所能地讓婆婆好起來，這點你們可以放心。」我解釋道。

跟診小姐接著拿出一張衛教單，逐一說明這種打糖水的「增生注射療

法（dextrose prolotherapy）」❶，還有哪些需要注意的事項，例如注射前後的感受與反應、療程安排、注射費用，以及傷口如何照顧等。

「醫師，雖然我沒有聽過這種治療，但是我今天願意試試看！」婆婆堅定地說。

「好！請簽一下自費同意書，然後到後面診療床上趴下，我現在就為妳的腰打針……」

一週後，婆婆依約回到診間。

「婆婆，你的腰有好一點嗎？」我問道。

「好奇怪，真的有好一點內，醫師，我晚上睡覺翻身比較不會痛了耶！」婆婆的女兒站在她背後，對我做了一個鬼臉，揮揮右手，左手指著婆婆，用氣音說「比較不會唉唉叫了。」

「很好！我再檢查一下。」我微笑道。注射部位並無感染跡象，腰背骨膜壓痛感持續，但程度降低。

於是，我們做了第二次腰骨的增生注射。

漸入佳境

又一週後，我再問婆婆進步的狀況。

「有比較好，醫師。」婆婆肯定地說，臉上開始出現些許的微笑。走路的步態也穩重踏實了許多。

第三次葡萄糖增生注射。

第四次看診。

「婆婆，這次還有再更好一點，對不對？」我的詢問透露出一點點自信。

「沒有，醫師，這次沒有好一點……」婆婆用一種很奇怪的眼神瞪著我。

我嚇出一身冷汗，一時之間不知道該怎麼問下一句。

　　「醫師，我這次打完針不是好一點，是全部都好了！」婆婆笑得開懷，露出整排稀稀落落的牙齒，完全變回一個樂天幽默的泰雅族民。

　　我如釋重負地呼了一口氣，笑道：「恭喜妳，3次就畢業了！今天就不用打針了；以後如果腰還有痛，記得再回來給我檢查吼。」婆婆點頭，答應了我的囑咐。

　　我目送婆婆離開的背影，往後幾個月，婆婆再也沒有回來就診了。

---

❶ 葡萄糖增生注射治療詳見《Chapter5 葡萄糖增生療法：針對慢性筋骨痠痛而提供的治療》P.260。

📍 無藥，如何醫？

　　依照常識判斷，筋骨痠痛的西醫治療，不外乎：吃止痛消炎藥、肌肉鬆弛劑、再加一些胃藥；嚴重一點的，就打局部類固醇；萬一打類固醇還是沒有效，就考慮開刀。於是，治療痠痛的邏輯，就變成固定的三部曲：吃藥→打類固醇→開刀

　　但，事實並非如此。

　　近年來，復健醫學（physical and rehabilitation medicine）的興起，逐漸將這樣的制式觀念做了部分的解放，許多筋骨痠痛的患者，可經由各式的物理模式（physical modality）、徒手治療（manual therapy），以及運動治療（therapeutic exercises）等所謂的物理治療（physical therapy），來緩解諸多急慢性的痠痛疾患。**藥物，不再是治療痠痛的唯一選項。**

📍 無藥，還是可以醫！

然而，光只有物理治療，其實仍無法完全滿足筋骨痠痛患者的需求，原因有三：

1. 由於時間與空間的限制，並非所有痠痛患者，都能隨心所欲地接受全程的物理治療，本文中的泰雅婆婆就是最好的例子。

2. 光靠物理治療（俗稱做復健），無法解決所有的痠痛問題。

3. 物理治療強調逐步解決痠痛問題的步調，並不為所有患者接受。大部分的筋骨痠痛，雖然短期內不危及性命，但苦於痠痛的人，還是盼望醫界能提供比做復健還要快的復原方式。

而泰雅婆婆，就是接受了這類的治療模式，才得以在短時間內從腰痛之苦中解脫出來。

像打葡萄糖這類增生注射療法的治療方式，依我所認知，仍屬於上述復健醫學的範疇；只是因為治療本身是侵入性的，必須由醫師親自執行，卻與一般藥物注射不同，在此我們稱之為：功能性注射（functional injections），藉以區別物理治療或一般藥物注射。

功能性注射有幾樣特色：不靠藥物化學作用、利用物理特性、醫師親自執行、療效明確迅速、副作用極少等。所以，當其他醫師束手無策時，筋骨痠痛、無藥，還是可以醫！

📍 something's right!

阿改婆婆的故事，發生在 12 年前的羅東小鎮，當時，國內增生療法

的土地可說是荒蕪一片，但阿改婆婆療效所引起的震撼，鼓舞了我毅然出國進修的熱忱。

2005 年 5 月，我在美國 AAOM 增生療法課程結業，歸國之後開始在部落格《疼痛書房》中推廣增生療法；而「增生療法」這個名稱，就是當時我翻譯而來的。

2005 年冬，我受長庚醫院復健科鄧復旦教授恩師指示，於當年復健醫學會期中會，以增生療法為題，正式將此專業介紹給復健科的同道；至此，部分開啟了日後增生療法的萌芽與成長，也見證了現今增生療法醫學會從創會到茁壯的歷程。

感謝阿改婆婆，你的笑容，我們永遠會記得。

西醫治療筋骨痠痛的模式

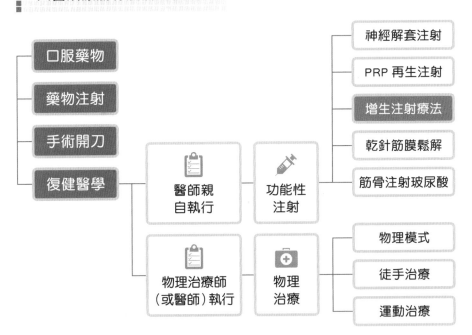

退化是老化？！

退化與年齡之間，是沒有絕對相關性的；換言之，年輕人也會退化，而老人家也不一定會退化的比較厲害。

每回跟患者解釋疼痛病情時，就會聽到類似下面這種劇烈的反應：

醫師：「你的問題是網球肘，表示手肘過度使用，肌腱『退化』了。」

患者（倒彈半步）：「啊，瞎……毀，肌腱『退化』？醫師，我才 30 歲而已，怎麼可能會『退化』呢？」

要不然就是在建議年輕患者，因其關節退化疼痛，應該適度補充葡萄糖胺的時刻，患者驚訝地說：「這……這……（面紅耳赤），潘醫師，葡萄糖胺不是給老人家吃的東西嗎？」

我想，對年齡如此敏感的患者，此時應該寧可聽到他哪根筋斷掉了，也不想聽到「退化」這兩個字。

而積非成是的結果，就是當你想平凡地說些再普通不過的實話時，也會感到無比疲累與無奈。

📍 必也正名乎？

「退化」這個診斷，其實占了所有筋骨疼痛一半以上的比例；但因為實在太多民眾誤解了這個診斷，以至於到後來，醫師反而不太敢用這個名詞來解釋病情，深怕引起患者的誤會與恐慌。

然而，由於「退化」是醫學上的正式用法，也最接近患者的真實病況，因此絕對有必要再說個清楚、講個明白。「退化」這個字眼，其實是從英文翻譯過來的，原文是：Degeneration。

這個英文字，可以進一步拆解成兩個部分，也就是：de-（字根）指「去除」、「移離」、「無力達成」等意義；generation 指「生成」、「發動」等意義；將兩個意思組合起來，degeneration 這個字，就變成「無力再生」的涵義，套用到筋骨系統上，就會是：

degeneration（退化）＝組織受損、卻還未修補完全的狀態。

退化

de-（字根）指「去除」、「移離」、「無力達成」，generation 指「生成」、「發動」，degeneration 指「無力再生」

📍 退化＝年久失修

套一句俗話，退化差不多就是「年久失修」的意思。所以，20 歲的足球國腳，因為長年征戰，可能 X 光上膝關節退化的程度，跟一般人 70 歲的狀況相當；而 60 歲的長者，如果保養得當，X 光照起來，也有可能一點骨刺都看不到呢。因此，**退化與年齡之間，是沒有絕對相關性的**，換言之，年輕人也會退化，而老人家也不一定會退化比較厲害。

以下，就列出幾個常見的「退化」診斷，讓讀者可以更進一步瞭解問題的本質。

網球肘：手臂伸肌群的肌腱「退化」，而非「肌腱炎」。

高爾夫球肘：手臂屈肌群的肌腱「退化」，而非「肌腱炎」。

跳躍膝：膝蓋的髕腱（patellar tendon）在近端產生「退化」，亦非肌腱炎。

足底筋膜炎：最常見的位置，是足底筋膜靠近跟骨的附著點退化，組織學上其實並無發現局部有明顯的發炎。

這麼多日常生活中可見的疼痛症狀，本質上都是筋骨組織退化（請記得，沒發炎喔！）；這也再次解釋了，許多疼痛的問題，因為被當作是發炎，而開立了許多消炎藥，打了一次又一次的消炎針（如：類固醇等），但都無法治癒疼痛，原因很簡單：因為組織裡面根本沒有發炎。

談「組織再生治療」

那，面對因為退化所產生的疼痛，究竟該用哪種治療思維，才能真正根治問題呢？

問得好！ 既然「退化」代表組織受損而修補不全的狀態，那根本解決之道，便會是：「組織再生治療（regeneration therapy）」。這個中心思想，就是本書的重要主軸，舉凡葡萄糖增生注射、PRP 注射、解套注射、玻尿酸注射、維生素 D 補充，乃至於乾針鬆解，都是圍繞著「讓組織達到最佳修補狀態」來思考的。

下回，當醫師再次說出「退化」時，相信你一定會心有所悟地說：「喔⋯⋯醫師，我知道你的意思了，我的組織受傷，可是還沒好，對不對？」我保證你的醫師會瞪大眼睛看著你。

慢性疼痛為何如此複雜？

複雜的慢性疼痛是醫師與患者的極大挑戰，但不意謂著無解，患者的復原方式會像「盪鞦韆」一樣，在「好→壞→好→壞」之間擺盪……

📍 疼痛問題被層層包裹起來

為什麼慢性疼痛如此複雜？其中一個重要原因，是當我們面對疼痛時，選擇了「症狀治療，而非根本治療」。從下圖的說明，我們將清楚地看到：

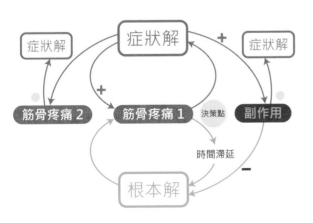

💬
筋骨疼痛的系統思考基模：捨本逐末：許多筋骨疼痛問題，即使存在根本解，但因為達到根治需要長期或緩慢療程，往往我們會選擇以症狀解的方式暫時處理；然而因為問題沒有得到根源性的改善，使疼痛持續存在。另一方面，症狀解的結果也產生了副作用，使得根本解更加困難；更弔詭的是，症狀解有時還會引發另一種新的疼痛，讓問題愈來愈複雜，也使得根本解變得更遙不可及。

1. 選擇症狀治療，問題不會根本解決，於是只好不斷再找尋新的症狀治療，產生了「惡性循環」。

2. 大部分症狀治療會產生副作用（例如：止痛消炎藥吃多了會胃痛）；當副作用出現時，理論上我們應該放棄原來的症狀治療（吃消炎藥），進而選擇根本解決方案；可悲的是，通常我們面對副作用的處理方式，是再找一個症狀解暫時處理（吃胃藥），結果：舊問題持續存在，新問題卻不斷增加！

3. 最弔詭的是，症狀解本身還可能會引發另一種新的疼痛；而選擇面對新疼痛的方式，還是再找一個症狀解暫時處理，這樣無窮無盡的演變下去，隨著時間延宕，最後這些新舊疼痛會全部混雜交織在一起，同時也失去了一開始有可能根本處理的單純模樣了（請見下圖）。

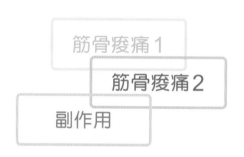

筋骨痠痛1

筋骨痠痛2

副作用

選擇症狀解的結果，隨著時間的延宕，最後疼痛會全部混雜交織在一起，也失去了原本有可能以根本解處理的單純模樣了。

也就是說，許多疼痛的問題像洋蔥一般，被層層包裹起來，長年糾葛之後，從表面看來，早已無法窺探本來的面貌。

講這麼多，是不是頭都暈了？

重點是，如此複雜的疼痛問題，是否就無解了呢？

有解！不過需要更多的有利條件。

📍 慢性複雜疼痛的治療就像燙鞦韆

複雜的慢性疼痛，的確是醫師與患者的極大挑戰，但不意謂著無解。只是複雜慢性疼痛患者在治療時，**必須有一個關鍵性的體悟，就是「會跌跌撞撞地好起來」**。

為什麼呢？

因為慢性複雜疼痛的復原方式，與單純的疼痛截然不同；單純的疼痛（拉傷、扭傷等），不管你用什麼方式治療，症狀應該都會逐漸好轉。但慢性複雜疼痛的患者，他（她）的復原方式會像「盪鞦韆」一樣，在「好→壞→好→壞」之間擺盪，一度你會以為怎麼會愈來愈糟，其實這反而是復原的前兆。

聽起來很玄，是不是？

一點也不玄。事實是，在每次好→壞→好→壞交替之間，「好」意味者表層疼痛症狀的痊癒，卻因此開啟了潛藏在下方的「壞」（第二層問題）；等到第二層問題解決了（好），第三層問題（壞）又露出來；依此類推，直到所有問題都得以解決為止。

喔，原來如此。

所以，複雜疼痛最終是否可以徹底解決的關鍵，一方面在於醫師（或接力轉介團隊）是否有能力「辨識、處理各個層面的疼痛表現」；另一方面，患者是否能在治療的過程當中「與醫師密切溝通合作」，不僅能充分反映各個階段身體的症狀轉變，更有毅力地堅持下去，不輕易放棄治療。

骨刺非刺？
神經受壓迫才會痛！

骨刺本身不會痛，所以若是將 X 光看到的骨刺，當作是腰痛的原因，那邏輯上就會有很大的討論空間。

先聽聽下面這些診間的對話：

「我腰痛很久了，醫師說我長骨刺。」

「我髖骨很痛，X 光照出來骨刺很大支，我說難怪，不過醫師說骨刺這麼大支應該沒救了，就只有換關節一條路」

「我膝關節長骨刺會痛，後來打玻尿酸之後有好很多；沒想到一年之後再照一次 X 光，骨刺居然還在，真是太令我失望了！」

「我腳底痛，醫師說是足底筋膜炎，超音波和 X 光照出來，都有長出骨刺；我好擔心，是不是要開刀把骨刺拿掉？」

乍聽之下，好像都很合理；但人云亦云之詞，都一定是正確的嗎？

非也。

在逐句釋疑之前，我們先討論一下，究竟什麼是「骨刺」？

📍 骨刺，是骨頭的「宿命」

這麼說吧，與其把骨刺當是骨頭的「疾病」，不如將骨刺看作是骨頭的「宿命」；**就像一位辛苦的阿嬤，在診間無奈地對醫師說：「阿我嘛知道不要做粗重的事，可是呢，作豬就是要吃ㄆㄨㄣ，作阿嬤就是要帶孫……」**

骨刺，就是骨頭面對過高的「內力」，不得不作出的無奈選擇。

還記得武俠片裡的橋段嗎？兩位武林高手雙手交疊，怒目相向，對手的內力突如排山倒海般湧向主角掌心，只見主角汗珠如豆，腦門出煙，眼看就要支持不住了；霎時，背後突然灌入三股各不相同，但一樣強勁的內力。原來是三位救星到了，如魚貫般將雙手搭上主角的背，把畢生的內力都給了他……

📍 骨刺，不是刺？

骨刺，就像這幾位救星般，是骨頭承受不住過高「內力」時，身體派來支援，在承受內力最高的地方，所長出的「新骨頭」；而骨刺新生主要的目的，就是藉由周邊新骨的增加，來分散因承受過高內力，而可能受損的「原住骨」負擔。

醫學小知識

套個簡單的國中物理公式：骨刺就是 $p=F/A$，當骨頭承受過高內力（F）時，內壓（p）跟著拉高，造成潛在的組織傷害；面對過高卻無法改變的內力（F），身體只好無奈地在過壓處增加骨頭新生，使得受力面積（A）增加，以降低內部的壓力（p），避免組織的傷害。

喔⋯⋯原來如此，本來受苦的骨頭是「原住」民，而新生的骨刺，就變成了「援助」民。

但是，何以骨刺不是刺呢？明明 X 光看起來，就是一根白白的刺啊！別急，先想想常吃的「墨西哥麵包」，就會知道答案了！

啊，什麼？

沒錯，就是墨西哥麵包。這種麵包的特色，就是麵包表面的蛋酥皮，會流到麵包邊邊，等過了烤箱之後，就會變成有點硬硬的，甚至有時候有點焦焦的蛋酥皮；喜歡吃墨西哥麵包的人，最愛啃這邊邊。

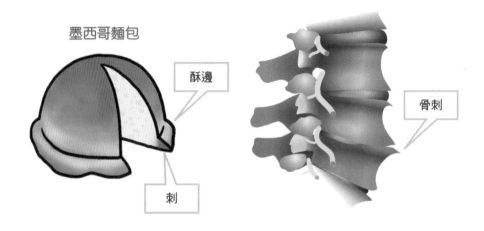

墨西哥麵包

酥邊

刺

骨刺

📍 繞著骨頭邊緣長出的半環狀結構

咳咳⋯⋯有點離題了。嗯，骨刺之於骨頭，就像酥邊之於麵包本體；所以，與其說是長骨「刺」，不如說是長骨「片」、骨「邊」，而且是環繞著骨頭邊緣長出來的半環狀結構。如果非要用日常生活的例子說明，或許可以用「陽台推窗加蓋，增加可利用面積」的例子來比喻。

好，答案呼之欲出了。既然骨刺其實是骨片，而且是環狀的 3D 骨片；

所以，當我們用 2D 的 X 光去呈像時，就會像把墨西哥麵包對半切開一樣（如左圖），麵包本體旁邊的酥片，就會被切成如尖刺一般的形狀，對嗎？

骨刺本身不會痛

了解了骨刺的原理之後，我們再回頭來檢視之前的說法。

既然骨刺是「援助」民，是骨頭新移民，所以本質上，骨刺形成本身是無痛的，也就是：骨刺本身不會痛。

所以，上面第一句「**我腰痛很久了，醫師說我長骨刺。**」聽起來，就會有點奇怪。奇怪的地方，並非患者沒長骨刺，我們絕對相信醫師的判讀，患者的 X 光，應該是結結實實有長出骨刺的；但奇怪的地方是，因為骨刺本身不會痛，所以若是將 X 光看到的骨刺，當作是腰痛的原因，那邏輯上就會有很大的討論空間。

換句話說，除非骨刺壓迫到神經，不然一般我們在脊椎 X 光中所看到的骨刺，很難被拿來當作腰痛的根源。

難不成，解說的醫師講錯了嗎？當然沒講錯，只是講得簡潔了些。「腰痛，是因為長骨刺」這句話，其實是：腰痛，是因為導致長骨刺的那個「內力」過高，使得骨頭周邊的結締組織受損或發炎所產生的。

骨刺 QA，Dr.Pain 解惑

再來，「**我髖骨很痛，X 光照出來骨刺很大支，我說難怪，不過醫師說骨刺這麼大支應該沒救了，就只有換關節一條路……**」

了解上述原理的明眼人一看就知道，骨頭越「大支」，不代表疼痛越嚴重。某些老人因右膝疼痛就診，結果 X 光照出來，左膝骨刺更大支，但仔細一問，左膝根本不會痛，所以骨刺不會痛，大支的骨刺自然不會更痛。

　　大支的骨刺在臨床上的意義，比較是在暗示，退化問題發展的進程比較長；換句話說，是比較慢性的問題，而非問題的嚴重程度。真正與嚴重程度較有關係的，反而是關節軟骨的磨損程度，也就是 X 光影像中，兩塊骨頭之間的空隙厚度。

　　至於髖關節退化的治療方式，除了人工關節置換之外，還可以選擇「超音波引導 PRP 注射」[1]。

　　「我膝關節長骨刺會痛，後來打玻尿酸之後有好很多；沒想到一年之後再照一次 X 光，骨刺居然還在，真是太令我失望了！」當然，玻尿酸解決了軟骨磨損的疼痛，跟骨刺一點關係都沒有。骨刺默默地以援助民的身分待在你的膝蓋裡，一年之後你還能看見他，請輕聲地跟他說：辛苦了，謝謝你撐住我的膝蓋！

　　「我腳底痛，醫師說是足底筋膜炎，超音波和 X 光照出來，都有長出骨刺；我好擔心，是不是要開刀把骨刺拿掉？」

　　哈哈，足底筋膜炎會痛，是那個「內力」在搞鬼啊，不是骨刺喔。好好跟醫師討論，怎樣緩解或消除過高的內力，是比較治根的方式。骨刺不會痛，就算是開刀把骨刺「拔掉」，而根本的內力沒有消除，疼痛還是會回來喔。

　　下回吃墨西哥麵包時，你將會有不同的體悟。

---

[1] 請見《Chapter5 完整修復痠疼痛的根本療法》P.235。

先照 X 光，準沒錯？

X 光所探究的標的組織，主要是骨頭；但大部分的筋骨痠痛，除非傷害程度很嚴重，或進展到深層組織，不然 X 光很難看到不正常。

診間小故事｜痛在 X 光正常時 ✏

多年來，有30%以上初診的患者，在診間與醫師的對話是這樣開始的：

患者：「醫師，我◇◇痛很久了，一直都不會好⋯⋯」

我：「那你痛這麼久了，難道沒有去看醫師嗎？」

患者：「當然有啊！只是看啊看，有醫師看到沒醫師了。」

我：「咦，怎麼說呢？」

患者：「一開始我去某醫院看 A 醫師，我剛說◇◇痛，正想再詳細講症狀，A 醫師立馬就回了一句『好，先照張片子（患部 X 光檢查）再說！』我一時也不敢回嘴，只好拿著單子去照片子。」

我：「那後來呢？」

患者：「好不容易照好片子回到診間，A 醫師看了看，就說了『片子沒什麼問題，吃點藥就好了；我開一個禮拜藥給你，下禮拜再來。好，下一號！』然後護理師就半推半哄著把我請出去了。」

我（面有難色）：「那你有沒有問那位 A 醫師，為什麼你◇◇痛，X
光卻是正常呢？

患者：「有啊，A 醫師就說『喔，那是肌腱炎啦』」

我（臉上三條線）：「那 A 醫師有沒有在 X 光上面指給你看，『肌腱
炎』在哪個地方？

患者：「當然沒有！我拿了藥，想一想，A 醫師好像沒有很仔細把我
的問題找出來；在這種情況下，萬一我的問題不是他想的那樣，吃藥也不
會有效啊……所以，我也沒吃他的藥。」

我苦笑說：「好，我知道了，那我們重新再來一次。」

📍 其來有自

患者看病，當然希望醫師仔細、親切，醫術、醫德兼修；然而對醫
師，尤其是台灣的醫師而言，要在極度有限的時間內，將問診、理學檢查
以及影像檢查等都妥善安排好，幾乎是不可能的任務。在此壓力下，即時
安排 X 光檢查，不僅能紓解患者就醫的壅塞情況，也常能提供一些重要的
訊息。

再者，因為醫院等級的機構比較有可能提供 X 光檢查的設備，加上民
眾普遍認為，只要是哪裡受傷、哪裡痠痛，「最好還是去照張片子吧！」
的觀念，使得以疼痛為主訴的門診科別（骨科、復健科、風濕科、神經內
外科等），常會以 X 光作為影像診察的第一關。

⚲ X 光發現的問題，可能與疼痛根源無關

這，有什麼奇怪嗎？

沒錯，以 X 光作為診察的第一步，似乎天經地義；但以下的事實，或許會改變你的看法：

1. 60% 以上的筋骨痠痛，X 光看起來是正常的。

2. 70% 以上的運動傷害，X 光看起來也是正常的。

3. 50% 以上的關節退化，X 光所發現的問題，與患者真正的疼痛根源無關（如：骨刺）。

很難相信，是嗎？

因為大部分的運動傷害、筋骨痠痛、關節退化，都與所謂「軟組織（soft tissues）」有關，舉凡肌肉、肌腱、韌帶、神經、軟骨、疤痕、脂肪等，都是屬於軟組織的範疇。反觀 X 光所探究的組織：骨頭，除非傷害很嚴重或進展到深層骨組織，不然 X 光很難看到不正常。上述的例子，就是最佳的說明。

⚲ 與 X 光互補的好搭檔

一旦 X 光正常，醫師就很難用 X 光影像來說明問題所在，肌腱炎、韌帶拉傷等說法也就因此而生，不但患者有聽沒有懂，其實對講解的醫師，也是個尷尬的處境，因為現代醫學強調「眼見為憑」，看不到痛在哪裡，那下一步又怎麼走下去？

其實有解，就是與 X 光互補的好搭檔：高階筋骨超音波（又稱為軟組織超音波）。

有別於 X 光專注於骨頭的分析，超音波對於表淺的軟組織（肌肉、肌腱、韌帶、神經、軟骨等）反而有很高的解像力；換言之，在高階筋骨超音波的影像中，可以很清楚地分別筋骨疼痛之處，到底是韌帶還是肌腱有問題、關節是否積水、是發炎還是斷裂、在檢查的 5 ～ 10 分鐘之內，就能得到快速而精確的解答。

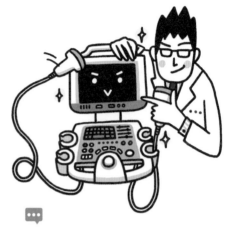

X 光互補的好搭檔：高階筋骨超音波。

超音波還有一個很重要的功能，就是導引注射針頭，進行筋骨深層組織注射。舉凡髖關節注射、肘關節注射、脊椎注射、肩峰下滑膜注射等，有了超音波影像的導引，注射準確度將近百分之百，可以大大提升注射的療效。

超音波的呈像原理就像聲納補捉魚群般，利用探頭發出的聲波反射，轉換成螢幕上可辨識的灰階影像。也就是說，超音波是利用探頭先「聽（反射聲波）」，然後再轉成影像給你「看（螢幕灰階）」的檢查方式。

所以，下回如果又碰到 X 光正常的筋骨問題，先別失望，記得還有高階筋骨超音波，可以將你的疼痛「聽」給你「看」喔！（下篇文章續）！

註：X 光其實是很強大的診斷工具，在某些疼痛的問題診斷過程中，扮演極關鍵的角色。另一方面，即使是最高階的疼痛超音波，也有掃不到的死角存在；此時，反而一張照得好的 X 光，可以大大補強超音波的弱點。因此，一個有經驗的疼痛醫師，必須懂得如何善用各種影像工具的優勢，而非偏好其中任何一種。

無聲的疼痛吶喊，
超音波聽得到？

有一種影像工具，能接收到筋骨疼痛部位發出耳
朵聽不到，每秒動輒百萬，甚至千萬次的反射振
動……它就是「疼痛超音波」。

疼痛超音波：醫師握在手裡的第三隻眼

許多長年為痛所苦的患者，歷經各式醫療、各路高手診治之後，仍告束手無策。徬徨無助之際，偏又雪上加霜；因為：藥物只有緩解、醫師無法理解、親友不能諒解，這……真令人沮喪！

為什麼會這樣？

原因通常很簡單：**因為你的痛，別人看 ‧ 不 ‧ 到**，不但別人看不到，連 X 光、肌電圖、腦波，甚至斷層（CT）、磁振造影（MRI），也不見得看得很清楚。

用盡資源都找不出原因的痛，究竟是真、是假？該懷疑自己真實的感受嗎？如果就此認命打住，放棄找出痛源的努力，不就是啞巴吃黃蓮，滾滾醫海中只見你浮浮沉沉，無處可泊，無港可靠。

但，若你知道，原來有一種影像工具，能接收到筋骨疼痛部位發出耳

朵聽不到，每秒動輒百萬，甚至千萬次的反射振動，並可將這與疼痛相關的振動訊息，轉換成肉眼可見的畫面，或許，你的疼痛人生，將會有不一樣的風景。

這種影像工具，我們稱為「疼痛超音波」。

疼痛超音波是疼痛醫師的「聽」診器，醫師可一手掌握的第三隻「法眼」；舉凡肌肉、肌腱、韌帶、關節囊、周邊神經、皮下脂肪、骨膜、軟骨、滑液囊、腱鞘等，這些 X 光、電腦斷層無法清晰分辨的結締組織，幾乎都能在高階疼痛超音波的探頭「聆聽」下，一「窺」其疼痛究竟❶。

此外，疼痛超音波的動態呈像（患者邊做動作，超音波跟著一起做患部的「實況轉播」）能耐，讓它在某些特定領域中超越以靜態呈像為主的磁振造影（MRI），更能將筋骨疼痛的結構性本質呈現出來。偶爾，放射科的專科醫師，在打 MRI 報告遇到不太確定的地方時，還會請臨床醫師對照高階筋骨超音波的發現呢！

啊～醫師，有有有，我看到了！

除了扮演輔助診斷的角色外，疼痛超音波更是介入性疼痛醫師的最佳夥伴。它不但輕巧方便，無輻射線（無論診斷治療皆可重複施行），可即時傳遞標的組織的動態訊息；最最重要的是，患者與家屬將可因疼痛超音波這種即時、友善的呈像方式，大大增加了治療參與感與對醫師的信任感，也更願意耐著性子，將漫長而辛苦，醫師交代的療程作完。雙贏！

痛海浮沉，一道光，

曾經失去希望，如今眼睛一亮，

因為這次……

你的痛，超音波聽的到，

你也看的到。

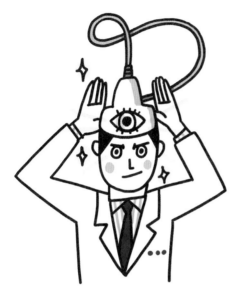

看我的厲害，因為我有疼痛超音
波，可以找出你筋骨疼痛的部位。

---

❶ 雖然高階疼痛超音波可以看到許多以往眾多影像檢查看不清楚的疼痛病灶，但並非意味 100%
的疼痛問題，都能藉由疼痛超音波來呈現。請與你的醫師深入討論，找出最適合你的診斷方式。

你是治片子，還是治裡子？

有超過 70% 的疼痛主訴，是不太需要照 X 光的；更驚人的研究數據還指出，有 70% 以上的疼痛根源，用 X 光是照不出來的！

診間小故事｜先照張片子吧！

（一）

患者：啊潘醫舒，我膝蓋長骨刺會痛，那如果按照你的建議，打幾針以後好了，是不是那個骨刺就會消掉了？

我（苦笑）：其實不會ㄟ……

患者（驚！）：不會，啊那我這樣治療就沒有根本好了啊，是不是？

我：你聽我說，你膝蓋痛，其實跟那根骨刺沒有關係；骨刺之所以會長出來，是因為膝蓋承受的力量太大，身體因為受不了，所以被迫長更多的骨頭出來幫忙扛，所以才叫做骨刺。真正讓你痛的原因，其實是骨膜受損、關節不穩定，還有裡面積水等等，不是骨刺啦。

患者：喔，原來如此，啊那為什麼之前別的醫師都說我是長骨刺，要開刀把他切掉？

我（尷尬中）：嗯……那是因為，醫師可能比較忙，所以解釋起來比

較簡單扼要（OOXX）。

（二）

患者：潘醫師，我腰痛、椎間盤突出很久了，一直治不好。

我：喔，椎間盤突出，你怎麼知道你是椎間盤突出呢？

患者：因為醫師幫我照 X 光，說我椎間盤有突出，壓迫到神經，所以叫我去拉腰（按：物理治療中的腰椎牽引）；但是拉了將近 3 個月，還是在痛。

我（冒汗、難言）：嗯⋯⋯其實光從 X 光的影像，並無法完全確認椎間盤是突出的；此外，即使用磁振造影（MRI）確認椎間盤有突出，也不一定表示你的腰痛是這個椎間盤突出造成的。

患者：蝦米？那我的腰到底是什麼問題？

我：來，我們從頭開始，暫時把之前的事忘掉。先從你怎麼痛說起吧，然後我再幫你作理學檢查。

弔詭的疼痛影像檢查

「先照張片子吧！」

這句話，應該是許多疼痛患者就醫時，最常聽到的醫師反應。但你知道嗎，有超過 70% 的疼痛主訴，是不太需要照 X 光的；更驚人的研究數據還指出，有 70% 以上的疼痛根源，用 X 光是照不出來的！

那超音波呢？磁振造影（MRI）呢？

現代醫學的迷思，其中一個就是過度依賴影像診斷，反而忽略了最基本的問診（病史探詢），以及觸診（理學檢查）。影像檢查的功能，其實

是第二線的確認，而非第一線的診斷。換句話說，臨床診斷的邏輯順序，應該是：

臨床診斷的邏輯順序：

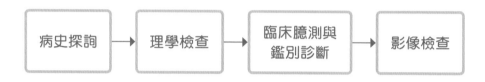

　　病史探詢→理學檢查→醫師心中有了臨床臆測（clinical impression）與鑑別診斷（differential diagnoses）→再根據上述的臆測，排定相關之影像檢查，以確認或是排除可能性。

⦿ 影像上的發現，非疼痛根源！

　　由於醫療環境的變化，迫使醫師沒有太多時間好好地將病史、理學這兩個部分細細完成，以至於愈來愈依賴各式的影像檢查來幫助診斷，這種缺少背後堅實臨床臆測的影像診斷，常會面臨下述場景中的窘境：

1. 醫師會用影像中最容易解釋的項目（而不是患者疼痛的根源），來做臨床的解釋，這樣患者就可以快速地抓到重點，讓看診「效率提高」。
2. 患者心中會因此「先入為主」的將自身疼痛與影像診斷（而非真正疼痛原因）畫上等號，也就是說：

膝蓋痛＝骨刺

腰痛＝椎間盤突出

如此過度簡化的邏輯，在後續醫師需要徹底將患者治癒時，就會遇到相當大的困擾（包括醫師、患者、家屬），因為患者會認為：

治療膝蓋痛，就要把骨刺挖掉；

治療腰痛，就應該將突出的椎間盤切除；

但事實上，**這些影像上的發現，卻經常不是疼痛真正的根源！**

所以，當我碰到這種窘境，就會悠悠地回答患者：「請記得，我是治療你的疼痛，不是治療你的片子，所以，就請讓我們再重新為你評估一次吧！」

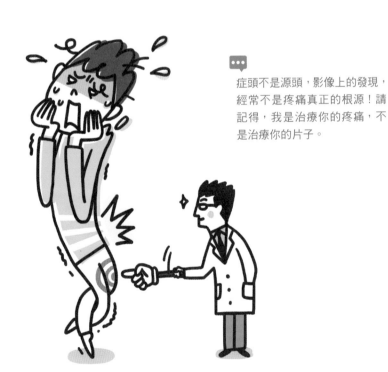

💬

症頭不是源頭，影像上的發現，經常不是疼痛真正的根源！請記得，我是治療你的疼痛，不是治療你的片子。

你才「神經」病哩？！

神經有問題，不是會麻、會沒力、肌肉會萎縮嗎？可是這些患者只是痠痛而已啊，為什麼跟神經問題有關呢？

你知道嗎？麻，不見得是神經的問題；而痠痛，也不全然只是筋或骨的問題。

📍 Something's wrong ？

Q 小姐，37 歲，從事素食餐飲業多年，因長年被診斷左側媽媽手，經過復健、藥物、針灸、推拿無效，甚至還打過類固醇多次，痛處皮膚都變白了，疼痛還是在。

K 先生，51 歲，業餘網球運動員，因右膝半月軟骨撕裂，做過關節鏡手術之後，還是覺得膝窩外側痠痠的，連帶小腿外側肌肉緊緊的，復健了幾回不見改善，經過乾針治療後雖然症狀有所緩解，但時間無法持續，正痛苦考慮是否該高掛網球拍？

　　S 小姐，46 歲，上班電腦族，主訴多年前拉 125cc 機車，不慎反被扯倒，自此右側網球肘疼痛就沒好過，且看遍中西醫不得其解，舉凡針灸、推拿、藥洗、物理治療、徒手矯正、類固醇注射、痛點 B_{12} 注射、體外震波、遠絡療法……均只收到部分療效，無法痊癒。

　　無論中、西，上述的各式治療，都是經過證明很有效果的臨床利器，怎麼碰到了這些患者，卻變得束手無策呢？

　　每到此刻，就想起恩師的一句話：

　　"If something's wrong, recheck your diagnosis."

　　意思是說，如果患者的反應不如預期，通常不是治療選擇或執行技術的問題，而是你當初下的診斷，很可能需要重新調整。

📍 真正的兇手，還躲在暗處竊笑……

　　醫師處理慢性筋骨痠痛，有時還真的像在扮演偵探工藤新一，經過病史探詢、理學檢查等抽絲剝繭階段之後，醫師腦中會出現一個或幾個臨床臆測（clinical impressions），再經過超音波影像或抽血報告等客觀證據佐證之後，通常就會下一個最後的診斷；以上面患者為例，過往所下的診斷就分別是：

　　Q 小姐：媽媽手（俗名）；橈莖突腱鞘炎（正式學名）

　　K 先生：筋膜炎（俗名）；肌筋膜疼痛症候群（正式學名）

　　S 小姐：網球肘（俗名）；肱外髁肌腱病變（正式學名）

　　根據這些診斷，自然引出上述具有臨床適應症的各式治療方式。理論上，如果診斷沒有問題，無論選擇哪一種治療，患者應該多多少少要有效才對；但事實上，患者明明就說沒效啊，除非患者在騙你（基本上，醫師

都是相信患者說的話的，沒人會這麼無聊，以騙醫師為樂）。

那，問題會出在哪裡呢？

診斷，更精確地說，是診斷背後的診斷。

兇手，另有其人

筋骨痠痛，顧名思義，問題不出在筋，就出在骨，再簡單不過了，不是嗎？不幸的是，上面這句話，只有 95% 的時候是正確的。

換言之，有 5% 的疼痛患者，長期以來一直被當作是筋、骨問題在處理，然而事實上，他們真正的問題既非來自筋、亦非源於骨，而是周邊的神經！既然兇手逍遙法外，治療效果不佳，那也是理所當然的。

等等！神經有問題，不是會麻、會沒力、肌肉會萎縮嗎？可是這些患者只是痠痛而已啊，為什麼會跟神經問題有關係呢？

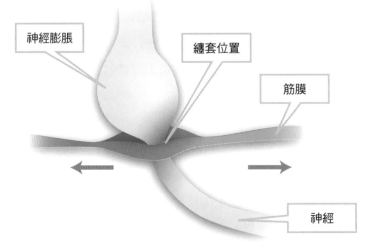

神經纏套的原因很多，最常見的是神經其中一段被周邊緊繃拉扯的筋膜給拴住了。

神經遭綑綁，傳訊受桎梏

簡單說，所謂神經「壓迫」，在出現麻、沒力、肌肉萎縮的症狀之前，其實是以局部「模糊的痠脹感」來表現的；換言之，這種痠脹感，是神經的「輕度」壓迫，但就是因為很輕，反而呈現不出典型的神經損傷症狀，使得診斷起來，變得更加困難。

臨床上，對於這些初始的神經遭受周邊組織莫名「綑綁」的問題，有一個專有名詞，我們稱之為：神經纏套（nerve entrapment）。

受套的神經，除了痠脹感，以及其實早已發生，但臨床上卻不易察覺的麻、無力、萎縮症狀之外，還會經由某種特定的神經迴饋機制，產生疼痛處的局部發炎反應，進而誘導出類似外力造成的「紅、腫、熱、痛」的表現，讓人誤以為，是不是哪裡拉扯到了？

可惜的是，這種發炎的表相，卻對一般的消炎藥與所謂的「筋骨治療」，不是毫無反應，就是只有短暫效果。Q小姐、K先生、S小姐，都是這些「狡猾」疼痛的受害者。

幸好，經過醫師的再次評估，終於找到了真正的元凶，並且藉由醫師所執行之「超音波引導解套注射」，成功地解決了三位困擾多年的痠痛[1]。

下回，當醫師說你的多年痠痛，其實是你的「神經」出了問題時，可千萬別誤會，脫口說出小學女生最愛回嘴的那句話喔！

---

[1] 請詳見《Chapter5 神經解套注射：痠痛，竟是神經上鎖？》P.255。

痛點，不是重點！

此症最擾人之處，在於患者自覺疼痛痠麻的位置，往往與醫師「循線」所找到真正該治療的位置大不相同。

診間小故事｜笑針男 J 先生

說真的，在診間跟診這麼久，還是第一次碰到扎乾針會狂笑的病患，沒錯，就是狂笑，而且是一陣又一陣，彷彿吃了無法停下來的笑彈一般，這就是我們口中獨一無二的笑針男 J 先生。

J 先生學生時代熱愛籃球運動，結識了羅東國中的體育老師 E 老師，畢業後結婚生子並投入職場，在家族企業內的汽車維修廠工作，偶有打球，但長期彎腰蹲踞的工作模式，讓 J 先生腰痛難耐，並經由 E 老師的介紹，來到診所就醫。

第一次就診後，潘醫師建議 J 先生以扎乾針❶來治療緊繃已久造成疼痛的腰部肌肉，不但可以改善腰痛症狀，也可以紓解因腰部緊繃而一路牽連至腿部的疼痛。

經診間人員解說並且請 J 先生簽妥同意書後，第一次的乾針治療就開始了。

一如往常，精準下針後，通常患者就開始有反應了。扎乾針的感受通常是酸、麻、電的感覺，比起中醫的針灸更明顯，患者的反應通常是唉唉叫，臉部表情有些緊張，等扎針的疼痛感出現，就開始有些誇張的表情，與各式各樣有趣的言語，不勝枚舉。

但 J 先生不同，因為第一針乾針下去，出乎所有人意料之外──他笑了，很開心的笑了，隨著乾針在筋膜上移動，他繼續發出第二陣的笑聲，接著一陣接一陣的狂笑，很微妙地帶動了診間小姐偷笑，再傳到診間外候診區病人，先竊竊跟著笑，隨著笑聲一波波傳來，大家都跟著笑了出來，最後，忍耐很久，直到把扎乾針任務執行完後，潘醫師也噗嗤一聲笑了出來，說道：「你是第一個笑出來的病人，我真的嚇到了。」

笑針男獨一無二的地位自此奠定，隨著療程的持續，大家都認得他了，雖然心中已有心理準備，等一下扎針，J 先生會狂笑，但當狂笑開始時，診間小姐還是忍俊不禁，看診氣氛每每因為 J 先生而被帶動起來。

再一次見到 J 先生，他告訴我們，目前剛成功轉換跑道，順利考取公職人員，每天往返宜蘭與桃園，加上家中又添了一個寶寶，常半夜起來抱小孩，手部多少有些不舒服，但看著他喜上眉梢，掩不住的喜悅與成就感，忍不住對他說：「笑針男 J 先生，你真是顧家的超級好男人，祝福你！」

——Mrs.Pain

---

❶ 詳見《Chapter5 乾針筋膜鬆解：無藥，也可醫！》P.242。

📍 頭痛醫頭，那你就錯了！

笑針男 J 先生的笑聲猶在耳際，但更重要的是，J 問的問題：「潘醫師，為什麼我腰痛，你的乾針卻是扎在小腿上？」

「問得好！」我說。

笑針男的問題，醫學專業上稱為「肌筋膜疼痛症候群（myofascial pain syndrome, MPS）」。此症最擾人之處，在於患者自覺疼痛痠麻的位置，往往與醫師「循線」所找到真正該治療的位置大不相同。

這種「痛點不是重點」的特殊表現，反映在臨床症狀上，常可見以下幾種「怪事」：

1. 病患經常主訴，不管中西醫民俗療法，為了疼痛的問題一直頭痛醫頭、腳痛醫腳，但好一陣子症狀都沒有明顯改善。

2. 患者往往會將自己的問題歸咎於非筋膜的原因，而為此症在其他科別繞了一大圈，例如：頭痛看神經內科、耳鳴看耳鼻喉科、眼矇看眼科、牙痠看牙科等。

這些直觀下的就醫，其實無可厚非；只是當患者無法從醫師口中得知自己真正的診斷，或是被醫師告知檢查「一切正常」時，心中的沮喪可想而知。

肌筋膜疼痛症候群（myofascial pain syndrome）
人體肌肉因錯誤姿勢、反覆動作，代謝失調、神經損傷或韌帶鬆弛等原因，在日積月累下導致肌肉緊繃、筋骨痠痛、肢體僵硬，活動受限等症狀稱之。

❡ 痛 B 要治 A，隔山可打牛！

這種「問題在 A，疼痛在 B」的現象，臨床上稱之為「傳導異感（referred sensation）」；而原本問題最根源的筋膜位置，則稱為「筋膜激

發點（myofascial trigger points, MTrPs）」根據學理，每個筋膜激發點都會有特定的傳導異感型態或分佈區域，而相關專業的醫師就會根據患者的不適位置或區域，「回推」或「循跡」去找到真正需要治療的激發點位置。

　　這很像偵探小說中的情節，卻是臨床醫師每天都在做的事，簡單來說，就是：**痛 B 要治 A，隔山可打牛！**至於治療的方法，就可以用文中所提到的乾針筋膜鬆解了。

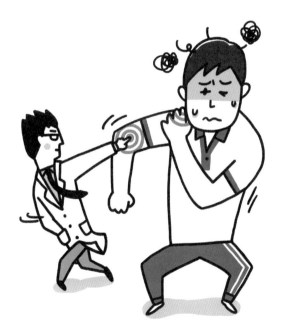

💬 「筋膜疼痛症候群」此症最擾人之處，在於患者覺得疼痛痠麻的位置，往往與醫師「循線」找到真正該治療的位置不一樣。

麻，一定是神經壓到？

記得「神經纏套」嗎？既然痠痛不見得是筋或骨的問題，麻，也不全然是神經的問題，怎麼說呢？

麻，真的很煩！

疼痛纏身的患者，通常症狀不會只有疼痛；麻，就是其中之一。這裡麻、那裡不麻，從這裡麻到那裡，深層麻、表面麻，間歇麻、持續麻，麻到醒來、麻到無力等等，不一而足。

麻煩麻煩，麻，還真的很煩。一般印象中，如果只是間歇性的小麻，大多不太會去理會；但只要愈來愈麻，就會直覺想到「吼，神經被壓到了！」或是「啊，我快中風了！」

這樣想，很正常，但可惜的是，並不全對。麻，的確是一種主觀的感覺，多數情況下，這種感覺是藉由感覺神經來做傳遞的工作；所以，當感覺神經傳遞的路徑（sensory pathway）中出了狀況，自然就會有麻的症狀。依此理論，麻＝神經壓到，應該沒問題才對。

但這種推論的正確性，須建立在一個前提之下，就是「神經，是造成

麻的唯一組織，而其他組織的損傷，都不會有麻的感覺。」問題，就出在這裡！真的，我們身體裡，確實有其他組織在受損時也會產生麻感。

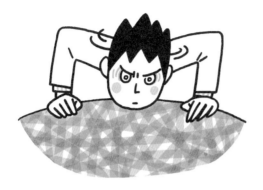

緊繃的筋膜常會引起莫名麻感，醫師常需追本溯源，從特定區域的麻木感覺，去揪出背後真正的筋膜元凶。

肉麻的解答

換言之，當手腳麻的時候，除了想到神經問題，還必須想其他組織受損的可能性。那，還有哪些「麻麻嫌疑犯」呢？

答案，可是很「肉麻」喔！

除了神經，身體裡其他的軟組織，包括肌肉、肌腱、韌帶、筋膜、骨膜等結締組織，都是臨床上很常見的「肉麻組織」（這是戲稱，非專有名詞！）

舉例而言，網球肘（肌腱損傷）的患者，常會有前臂肌肉麻木的感覺；腰閃到（下背臀部韌帶損傷）的情形，會產生類似坐骨神經痛的痠麻感；而肩頸僵硬一坨一坨（筋膜疼痛）的人，也常會有下巴或太陽穴附近的異常感覺。這些種種都告訴我們：麻，**不一定是神經壓到！**

所以，如果你有痠痛問題，又合併麻的不適，千萬別因為神經傳導檢查或肌電圖正常，或是 MRI 看不到神經壓迫的證據，就灰心喪志喔，放神經一馬吧！找個更有經驗的醫師，或許，「肉麻組織」會是真正的元凶。

愈高檔，愈有效？

愈高檔，真的愈有效嗎？答案是：只要是對症的，通常是。但大部分的民眾，其實並不知道哪一種治療是最適合自己……

　　每天在診間工作，病人來來去去，有些病人的境遇讓你同情，有些病人的脾氣與情緒讓你戰戰兢兢，其他病人安安靜靜，留下的印象不深，有一群病人則與我們交流生病過後人生的智慧與體悟，另外總有病人給我們無限的驚喜！難以忘懷。

　　型女攝影師是知名婚紗店的專業攝影師，第一次出現在診間時，短髮而中性的她，看起來摩登、俐落，當時她因專注捕捉新人的瞬間完美鏡頭，不慎從樹上跌下，傷到手肘。歷經各式中西治療無效後，終於在潘醫師的悉心照顧與 PRP 注射下，明顯改善，從此對 PRP 深具信心。

　　這次，型女攝影師再次因工作積勞傷了左手手腕，雖然經過初步的處理（休息、敷藥、復健），但仍未見起色。所以，她再次掛了號，踏進中山醫院潘醫師的診間。

　　問完診後，她對潘醫師說：「我想要打 PRP ❶，而且我已經把錢準備

好了。」潘醫師做完初步的理學檢查對她說：「以你目前的狀況，手腕因為長期疲勞而高度緊繃，其實大可以扎乾針筋膜鬆解❷就好了。」

「扎乾針？我不要，我會害怕。」5秒之內，眼前原本酷酷的病人，開始像個小女孩一般，認真的捧起臉，淚眼汪汪地哭了起來。

愣了一秒，潘醫師柔聲勸導說：「一下下就好了，如果你害怕的話，可以抱玩偶娃娃，我們診間有準備。」

「不能打PRP嗎？我現在手都舉不起來，連拿飲料都沒有辦法拿耶，嗚～～」

潘醫師開玩笑回應說：「那這樣好了，我先幫你扎乾針，如果你好了，不用打PRP的話，你請我們喝飲料。」

「嗚……好啦，那我要叫我朋友進來陪我，她在外面。」

診間小姐像哄小孩般接著問：「那你朋友叫什麼名字？。」

「嗚……她叫？她叫？啊，我忘記了啦！嗚……」

診間小姐這時已經快要笑出來了，強忍著笑意故做鎮定，快速到門口找人，用專業的口吻問說：「請問xxx小姐的朋友在嗎？麻煩進來一下。」

一位臉上表情無辜，搞不清楚狀況的朋友跟著進診間，一看到我們可愛的病人哭得稀哩嘩啦，劈頭就說：「幹嘛啦，很丟臉耶。」

「啊，陪我啦，真的很恐怖啊，喂，我把你名字忘記了啦。」

「吼，忘掉我名字，很過分耶」，兩人還你一來、我一往的鬥嘴著。

就這樣，女主角緊緊抱著她可信賴的朋友，接受潘醫師的乾針筋膜鬆解治療，那一幕真像卡通畫面般生動而夢幻，治療結束後，潘醫師請她舉手感覺看看，扎針前的手腕痛感是否已經消失。

臉上還有淚痕，型女攝影師半信半疑地慢慢舉起手臂，說道：「咦，真的耶，真的不痛了」，馬上破涕為笑、開朗了起來，趕忙謝過醫師之後，和朋友開開心心地離開診間。而我們則忙碌地叫下一位病人，繼續工作。

約莫過了30分鐘，診間門叩叩響了起來，是剛剛那位型女攝影師，她手上提了六瓶超商買來的茶飲料，要送給大家喝。

診間小姐問：「咦，手不是才剛打針，怎麼提這麼重，這麼客氣。」

「我要謝謝你們，你看我現在可以提東西了耶。」說完，臉上顯現出可愛又害羞的小女孩神情，讓人看了又覺心疼又是好笑。

不好意思再讓病人提著重重的飲料，診間小姐趕緊接過來，交待著下次不要再買，就目送這位超級有趣的病人離開了。

型女攝影師，你紅了，這下我們永遠記住你了。

——Mrs. Pain

---

❶ 詳見《Chapter4 完全搞懂 PRP 治療》P.195。
❷ 詳見《Chapter5 乾針筋膜鬆解：無藥，也可醫！》P.242。

📍 貴的最好？

聽完型女攝影師的故事，讓我們來考考你的醫療智慧吧！

Q：下列敘述，何者最正確？

☐ A. 高科技醫療，適用所有病症。

☐ B. 一分錢、一分貨；最貴的治療，就是最好的治療。

☐ C. 便宜沒好貨，所以健保有給付的治療，一定沒什麼效果。

☐ D. 如果有人幫忙付錢，一定要選比較貴的治療。

☐ E. 即使自費治療有其優勢與特色，但面臨選擇時，還是要挑最適合自己病症的模式，而不是最貴的。

相信很多國人會複選；但諷刺的是，就算理性上知道最好的答案是 E，大部分的民眾，其實並不知道哪一種治療是最適合自己的。

自求多福？

除了盡力去了解專業知識外，網路的訊息與親友的推薦分享，往往是最終做出治療選擇的重要依據；可惜，上述的訊息來源並非 100% 正確。此時，醫師詳盡而中肯的解釋，就十分關鍵。

然而，在如此商業化的自費醫療環境中，該如何去辨別醫護專業人員的解釋呢？幾個建議，提供參考：

1. 一面倒的推薦，請三思。
2. 100% 完全沒有副作用的治療，非常稀少。
3. 3 分鐘就能完成的脊椎手術，值得推敲。
4. 只提供一種治療選項，很正常；但只說明一種治療選項的，似乎有點討論的空間。
5. 願意揭露治療成功率（相對地，也同時反映無效率），是負責任的。

愈高檔，真的愈有效嗎？答案是：只要是對症的，通常是。

自費治療，成效驚人？

同樣的自費治療，有患者嫌醫師沒早點告知，也
有患者明明沒遵照治療後的醫囑，卻在症狀出現
時又回過頭來怪罪療效不佳……

診間小故事 ｜ 無奈

（一）

患者：潘醫師，謝謝，我好很多了！不過，有這麼好的治療，你為什
麼不早點告訴我？

我：因為是自費的治療，所以之前會先建議你用健保的治療試試看，
萬一效果不佳，再做現在這種治療……

患者：那你當初要講清楚啊，早知道這個自費的比較有效，我就不用
多痛這麼多天了！

我（尷尬）：其實這種自費治療，雖然比健保的療效好很多，但也不
保證每個人都有效。

患者：可是我就很有效啊……啊潘醫師，下次不要這麼客氣啦，好康
要倒相報喔！

我：是，是……

（二）

　　患者：潘醫師，本來之前打這個自費針效果很好，不過這幾個月我好像又開始不舒服起來了，到底是怎麼回事？

　　我：來，我們檢查一下。

　　（3 分鐘後）

　　我：嗯，看起來你的關節好像又開始積水了，最近有從事什麼活動或是運動嗎？

　　患者：沒……沒有啊……嗯，是有啦，我上次熬不過朋友邀請，又偷偷跑去爬山，回來以後就開始不太對勁了。

　　我（驚）：之前不是有提醒你，就算打針完改善很多，也要避免劇烈運動和負重工作嗎？

　　患者：人家就盛情難卻嘛……不過，之前你不是說，打這個自費針可以撐一年嗎？我這樣沒幾個月就又痛起來，那之前花那麼多錢打針，不就都白費了？

　　我（無法置信）：之前說撐一年，前提是好好遵照醫囑，悉心照顧你的關節啊！

　　患者：啊我不管啦，打這麼貴的針，腳還這麼脆弱，早知道當初就不要花這個錢了！

　　我（無言）：你一定要這麼說，身為醫師的我也沒有辦法；但這樣的說法，對這個療法其實是不公平的。至於值不值得，當初我們有很詳盡的跟你解釋過，你也簽名同意了，我現在的責任是解決你目前的問題。

　　患者：對啦，你打的針，我當然是回來找你啊，啊不然要找誰？唉呦，醫師，我不是找你麻煩啦，只是花了這麼多錢，沒想到又痛起來，心裡面總是很不爽嘛。

　　我（忍耐）：好，我就先幫你局部再處理一下，然後開個藥給你，應該就會好很多了。記得喔，不能再去爬山或搬重物了！

📍 我講清楚、你想清楚

同樣的自費治療，有患者嫌醫師沒有早點告知，也有患者明明沒有遵照醫囑，卻在症狀出現時又回過頭來怪罪療效不佳，身為解釋與執行治療的醫師，真的不容易拿捏中間的分寸！

即使如此，「善盡告知的義務」與「尊重病患自主選擇的權利」，仍是醫療提供者的基本義務。所以，多年來醫師在跟患者解釋治療模式，遇到有疑問之處時，從來不會去勉強患者接受治療，反而希望患者或家屬好好回去想清楚，再做決定。

有患者曾經遠從屏東來找醫師評估高單價的自費注射，卻遭受醫師堅然的拒絕，因患者的問題，早以確定無法以此療法改善，即使此治療副作用極低，就算無效，也沒有什麼傷害，醫師還是很堅定，但和緩的跟患者、家屬說了「很抱歉，我沒有辦法幫你。」雖然家屬患者難掩失望，但若是迎合他們，最後治療又看不到具體療效，豈不更加失望？

想接受治療嗎？醫師負責講清楚，但也請你想清楚！

忍痛一世、治痛一時？

病患有病痛時，都以忍耐、忽略當作最高指導原則，等到實在痛得受不了了，反而希望醫師趕快、立馬解除他們累積多年的疼痛。

診間小故事 | 啼笑皆非

部分台灣的患者具有一種令醫師啼笑皆非的特質，請看下面的對話：

患者：醫師，我肩膀這裡痛很久了，一直都不會好……

我：那什麼時候最先開始痛的？

患者：喔，可能有一年半了……

我（驚）：啊，你痛一年半了，那中間有去看過其他醫師嗎？

患者（傻笑）：沒有耶。

我（大驚）：沒有？那你今天怎麼突然來看我？

患者（再度傻笑）：啊就有朋友推薦，說你很厲害，我就來看了啊。

我（尷尬）：原……原來如此。好，那我們來好好了解一下。

經過病史探詢、理學檢查，以及高階超音波影像診斷之後。

我：嗯，你的問題一開始應該是筋拉傷，導致肩關節活動時，筋被卡在中間；但是因為一直都沒去理會它，所以後來慢慢演變成關節沾黏，才

會像今天這樣又痛、又舉不高的困擾。

患者：蛤，這麼嚴重喔，那該怎麼治療呢？

我：因為肩關節已經沾黏，口服藥物可能已經沒有太多幫助；你可以考慮接受 3 ～ 6 個月的物理治療，或是接受肩關節周邊的局部注射治療，包括……

患者（不可置信）：等一下，醫師，你剛才說要 3 ～ 6 個月？

我：是啊，以物理治療而言，3 ～ 6 個月的療程應該是標準的；有的患者還會做到 1 年呢！

患者：我們醫療不是很進步嗎，為什麼治個病要拖這麼久？我以為只要打個針、吃個藥就會好了！

我：如果你選擇我剛剛沒講完的局部注射，是有可能把療程縮短到一至 2 個月內完成；但是說打個針、吃個藥就會好，恐怕這超過我的能力範圍。

患者：可是別人都說你很厲害耶。

我：你對我的期待太高了，可能要跟你說聲抱歉；但如果對剛才說的局部注射有興趣，我還是很願意詳細說明。

📍 止痛簡單，解痛困難

常聽其他科的醫師私底下開復健科的玩笑，說到復健科的病都是會改善，但就是不會好。這樣的見解，其實似是而非，我通常會這樣反問：

「那請問高血壓患者吃血壓藥，高血壓就好了嗎？」

「糖尿病的患者吃血糖藥，是不是糖尿病就好了？」

聽到這樣的回問，我的同道們噤聲苦笑，沒再接話下去。

是的！復健科以往給人的印象是：耗神、費時、便宜、沒什麼副作用，

但就是不會好；雖然近年來引進了許多疼痛診療新技術，使疼痛患者得以痊癒的機率大大提高。但即使如此，新式的局部功能性注射還是屬於所謂「療程式」的治療，必須就醫多次之後，疼痛症狀才能完全消除。

可是台灣有部分病患實在是很可愛，當他們有病痛時，都以忍耐、忽略當作最高指導原則，等到實在痛得受不了了，反而希望醫師趕快、立馬解除他們累積多年的疼痛。說句實在話：**止痛簡單，解痛困難**。

早期就醫、早期治療

慢性疼痛環環相扣，有其複雜性；治療上往往需要根據患者初步治療的反應，動態地去調整後續的治療方式。患者用大部分的時間去忍受疼痛，反而增加了後續治療的難度。

以上面這個患者為例，如果當初只是筋拉傷時就醫，療程便能大大地縮短，而不至於落得今日沾黏之後需要花更大的工夫、時間、金錢等來解決這個難題。

所以，疼痛就像任何病症一樣，要快點好的不二法門就是：早期就醫、早期治療。

面對疼痛，不可輕慢

許多患者在接受疼痛注射治療後，會出現一種有趣的現象：那些療效很明確、進步超多的患者，有部分在進步沒多久後，又痛起來。

奈啊ㄋㄟ？

仔細一問，八九成這類的疼痛，都是注射後「高興」過度，以為自己就這麼好了，馬上「故態復萌」，重新回到以前錯誤的姿勢、不當的動作或是過強的運動模式；一時初癒的身體無法負荷，又再次受傷了。

　　「可是，潘醫師，我其實真的沒做什麼耶？」唉……患者都忘記了，因為長期的疼痛，使得周邊肌力下降；即使肌腱韌帶已獲得充分的修補，**但肌肉的力量，卻不是打任何針可以增強的！**

　　因此，再生或修補式注射後的運動處方（模式、強度、頻率、時間等面向），請好好地與醫師討論，並謹遵醫囑；萬一因選擇運動不慎，產生二次傷害，那將會是很挫折的經驗。

第二口冰淇淋——
你的痠痛復原迷思？

第一口冰淇淋，哇、超甜！那⋯⋯第二口呢？痠
痛復原的「心際效應」，你一定要看懂。

「潘醫師，我第一次來給你打針，真的好超多的！」患者說道。

「那很好啊！」我微笑說。

「可是⋯⋯」患者支吾說。

「可是什麼呢？」我問。

「上週你幫我做第二次療程，也是有進步啦，但沒有第一次那麼明顯
耶！為什麼會這樣？」患者問。

「喔，是這件事啊，來來來，我解釋給你聽⋯⋯」我理解地回答。

　　接著，我在紙上畫了一條弧形的曲線，然後在下方標了 1、2、3 幾個
數字（如圖示），然後說：「你看，這條曲線是你這次傷痛復原時可能會
走的軌跡；下面那條橫線是時間，標註的數字是治療的次數；左邊的直線，
指的是進步的幅度⋯⋯」

　　我稍作停頓，凝視患者的眼睛，確定她了解圖形的意義。

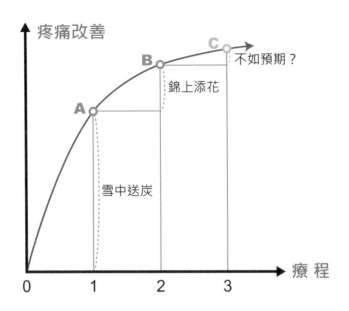

慢性筋骨痠痛治療的恢復曲線（↗）與「心際效應」，一開始從無到有，感覺很棒、很明顯（雪中送炭）；緊接著的療程，就會開始出現進步幅度遞減的現象（錦上添花）。隨著愈接近痊癒，療癒最後一哩路卻愈走愈難走，考驗著醫療團隊的專業與患者的耐心。

「好，請看：當你第一次接受治療（圖 0 → A 段）時，因為受損組織從來沒有治療過，所以治療所產生的效果很明顯；從無到有，就像是雪中送炭一般。」

患者點點頭，懂了。

「然後呢，第二次治療（圖 A → B 段），是基於第一次治療的效果來補強的；所以，進步的幅度，雖然還是不錯，卻像吃『第二口冰淇淋』一樣，感覺沒第一口甜……」

患者愣了一下，「第二口冰淇淋」？ㄟ……好像是喔。

「沒錯，這就是『心際效應』中的錦上添花感受。」我微笑補充著。

患者努力地想抓住我說話的重點：嗯，**從無到有，真有感！從有到好，還算好**。思索了片刻，她突然說：「啊，醫師，沒關係啦！反正我就相信你嘛，我們先把療程做完再說，不就好了？」

「當然好！」醫師爽快答應。

📍 挑戰，其實在後頭

其實，真正的挑戰，還在後頭（圖 B → C 段）。由於心際效應的影響，愈到療程後段，花一樣的工夫與治療量，往往無法獲得跟剛開始相對等的進步幅度。當患者抱持相同的期待，而療效卻逐漸遞減時，「不如預期」的感受，從此萌生。

此刻，無論是對醫療團隊的信心，抑或是家人給予的耐心，都將面臨相當程度的挑戰。許多患者通常會在此時選擇放棄原來的療程，再去找另外一位醫師來診療。

當然，在心理層次上，這是合情合理的，只是……只是，上述的心際效應，似乎並不因你找別的醫師，就不再發生耶。

你還在痠痛的星際中擺盪以及流浪嗎？請好好斟酌這另一種「心際效應」吧！

醫者之心

在行醫這條路上，我期許每一天都無愧於心；在醫病關係上，我學會：勿因極少數病人的特殊言行，動搖到自己的本心與初衷⋯⋯

心情記事1 我期許，在行醫的每一天皆無愧於心

常聽病人提起醫師的「醫德」，在病人眼中，醫德是一個無形的概念，雖然不容易量化，但病人自有一套衡量的標準，最常聽到的，比如說：看病很縝密，視病猶親，不分貧富貴賤，把病人的利益放在自身的利益之前，醫病之間充分溝通，以及盡心為病人治療等。

從潘醫師執業以來，公公就多次以嚴肅的口吻交待：「在醫師的行業中，收入一定夠用，因此必須要禁得起金錢的誘惑，持續做出對的選擇，因為最後人生追求的無非是『功德圓滿』四個字」。

這樣的觀念，我們家庭內已經凝聚共識，更重要的是，我們相信醫師這個行業，除了賺取人間財富外，也累積無形的天上財富，在行醫的每一天，時時面對上天的凝視，而面對自己，也希望無愧於心。

很幸運的，雖然目前的醫療環境有些艱辛，但現階段是自行開業，在謹守原則與自行擔付成敗責任的前提下，我們自行發揮與選擇的空間，比從前在醫院階段大多了，不論是門診時段與收費，對病人服務的層次，新技術的引進，

國內外進修的步調與內容等，只要是對病人有利的選項，我們都能夠較自由的做出決定。

　　開業以來，除了剛開始的草創階段有些辛苦，我們都過得很開心，每天的工作與生活付出，都能夠有所收獲與成就，在家庭與事業中，努力達到平衡，每天都很有意義，我想，這也是一項無形的財富與幸福的泉源。

心情記事2　中庸之道

　　為患者服務的過程中，基本上每一天都是非常開心而有成就感的，但偶爾還是會碰到挫折與失望的時刻，讓我們傷心與失落一陣子，累積一次又一次小小的打擊後，我學會一件事：不要因為極少數的病人的言行，動搖到自己的本心與初衷，進而影響到大多數的其他病人，這樣不公平。

　　如果可以的話，盡量將心比心，合理與包容的對待每一位患者，體諒他（她）們就診時，難免不舒服或不耐煩，等病人狀況好起來的時候，往往又笑容滿面，前後判若兩人，差距還蠻大的。

　　也常與診間同事互相提醒，不要使用既有的刻板印象，去評斷眼前的病人，因為有些病人剛開始讓你驚喜與開心，後來卻出乎你意外；其他病人第一印象讓你極不舒服，後來卻漸入佳境，最終給我們截然不同的感受。

　　擺盪之後，我選擇採取中庸之道，以溫和而專業的態度，來回應每一位患者的需求，但我仍喜歡多一份「人」的關懷。記得病人的名字，試著一瞥他

（她）們的人生故事，記得我們和患者一樣，都是平凡人。

知道終有一天，我們也會衰老與退化，面對躺在我們面前的軀體時，我們會更尊重、專注地對待。

——Mrs.Pain

Dr.Pain 對症解惑
人體9大部位痠（疼）痛解析

Chapter **3**

頭痛的祕密，藏在脖子裡？
談「頸源性疼痛」

脖子裡筋肉細又多，如同四通八達的「筋膜網」，
一旦有肩頸僵硬問題，這緊繃的力量，就化身成
疾駛的列車，從頸部一路開進腦子裡作怪……

頭痛此症，還真頭痛！一大堆的頭痛患者，以為自己這輩子的頭痛，
都得靠吃藥過日子了；其實，有大半的頭痛情況，是從腦袋下面的「頸子」
生出來的，而腦子裡……根本什麼事都沒有。

不只如此，這些從「脖子」發動到「腦子」的痛，有一半以上是可以
完完全全治好的喔！意思是說，如果治療得當，從此再也不必吃頭痛藥了。

不相信？不可能？不敢想？這可不是開玩笑的，有《頭痛藏頸》一詩
為證：

筋膜骨膜透腦膜，
疲勞姿勢外傷過，
神經纏套大三小，
揮鞭小面韌帶破。

箇中道理，且看以下分曉。

筋膜列車，駛入後腦門

脖子裡筋肉細又多，這眾所皆知；但可曾聽說，脖子的皮肉之間、筋骨之際，藏著一層又一層，四通八達的「筋膜網」？

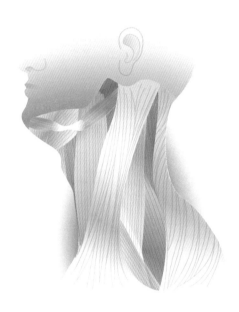

複雜的頸部筋膜網絡系統，阡陌縱橫、上下連貫、四通八達；不但上接腦膜，還下連軀幹四肢，形成一整套如高速公路大型系統交流道的「內力承載」組織，穿梭在皮肉之際、肌骨之間。

這玩意兒，學問可大了。這層筋膜網，像一整套綿密的鐵道系統：往下，可達肩、手、軀幹，甚至腳底；往上，直通後腦門，然後跟腦子裡的硬腦膜相接。就像歐陸各國的鐵道相接一般，頸筋膜與硬腦膜，雖屬不同國度，彼此卻緊密相連。

酷吧？好，既然筋膜是鐵道網，那在這鐵道邊上走著的火車，又是什麼呢？答案是：力量，是肌肉收縮、韌帶拉扯、骨頭交撐所產生的力量，各種因姿勢、動作所產生的力量，就像火車般，順著筋膜軌道，一列列地、南來北往的傳遞著。

所以，一旦有肩頸僵硬的問題，這緊繃的力量，就化身成疾駛的列車，從頸部一路開進腦子裡作怪；讓原本只是單純的肩頸筋膜疼痛，一夕間「升等」成為頭痛的問題！

治這種頭痛，就該從筋膜入手。

頭頸失序，火燒連環船

再來，是頸椎的「樂高」問題。剛提過，筋骨交接是環環相扣的，簡單說，在筋骨系統裡，牽一髮，可動全身；同理，在脖子裡，這椎骨一偏，可要「震天聽」！意思是，只要頸椎的排列出了亂子，頭痛自然如影隨形。

無論是低頭族（長時間姿勢不良）、電腦族（肩頸肌肉疲勞），抑或是摔車族（外傷史）、刀疤族（手術史），都會打亂這七節頸椎與顱骨之間的正常排列；當身體感覺到失序的狀態過了某個門檻，就會引發筋膜調控或神經反射的現象，造成頭痛、頭暈，甚至耳鳴等臨床症狀。

此時，就該找位具整脊專業的復健醫師或物理治療師，仔細評估這偏斜、卡緊的顱頸樂高積木作品，並在必要時用科學手法鬆筋調骨、因勢力導（不一定要喀拉一聲喔！）讓積木排列歸位，往往這樣一弄，頭痛情況便會大幅改善！

神經被綁，一抽三千里

撥完筋、正過骨，緊接著，咱們來理一理神經。

在飄逸秀髮下面，後腦勺跟頸子的中間，有一群像樹枝般、盤根錯節

的神經網，由下往上，負責頭部上、後、左、右的感覺。這群神經，要是被旁邊的組織給綁住，不但受損神經會變大條（腫起來），事情也會跟著很。大。條。

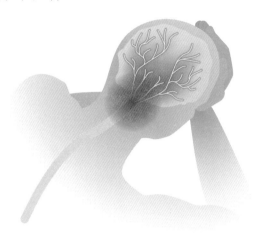

枕骨神經群共有六條，左右各三，起始於高位頸椎，並以樹枝狀的分佈掌管頭頂、後腦、耳周等處的感覺。大部分的枕骨神經痛，起源於後腦下方與頸椎交界處；當神經受到纏套，會產生延著神經走向的放射狀頭痛。

這群神經，總稱為「枕骨神經」，是從頸椎上邊幾節走出來的神經，包括大枕神經、小枕神經，以及枕三神經；當這些神經被周邊組織綁住、牽扯而產生臨床症狀的現象，專業上就叫作「神經纏套（nerve entrapment）」。

一旦枕骨神經被纏套，頭痛就會打蛇隨棍上：跟定了！即「枕骨神經痛（occipital neuralgia）」。此種頭痛的特色是會用「抽」的，從後腦勺或耳後一路抽到頭頂、太陽穴、眼窩附近；有時，會感覺好像有人用力掐住你的腦幹，讓人頭痛欲裂；此外，也有人會覺得像是火在燒、螞蟻在爬或像被電到一樣，麻到不行。

要如何處理呢？

吃藥，當然可以緩解症狀，但若**想徹底解決枕骨神經痛，從頸椎、後腦纏套處直接做「解套注射」或「解套手術」，可能是最釜底抽薪之道。**

韌帶鬆弛，頭殼也瘋狂

腦筋急轉彎……腦的筋，真的可以急轉彎嗎？

至少脖子的筋不行。頭頸部的外傷，時常發生在車禍、運動傷害或反覆性的頸椎扭動之後；除了骨折、神經壓迫這些常見的問題之外，韌帶損傷與伴隨而來的頸椎不穩定，卻是臨床上經常忽略的。理由很簡單，因為韌帶損傷或是輕度的頸椎不穩定，很難用傳統的影像檢查找出來。

然而，鬆弛受損的韌帶，與因此磨損的小面關節，以及不穩定的頸椎，往往會刺激到頸椎前方的交感神經鏈，進而造成頭痛、顏面疼痛、耳痛、頭暈、鼻竇腫脹、聲音沙啞等所謂「奇奇怪怪」的相關症狀；專業上，我們統稱為「巴劉氏症（Barre-Lieou syndrome）」。

一旦確定診斷，除了藥物治療、復健訓練外，最重要的是去重建、修補因外傷而受損的小面關節與周邊韌帶，讓頸椎逐漸恢復原本的穩定性；如此，長期外傷後的頭痛，才有機會根本解決。

看倌！聽完上述說明後，是否對「頸子痛到腦子」或是「頸源性頭痛」這檔事，有更深刻的了解呢？

如果，你常年為頭痛所苦，可以試著找相關的疼痛醫師，為你查查脖子裡到底有沒有可以根治的問題；說不定，真的給找出來了，從此不再為頭痛而頭痛喔！正所謂：

頭痛且往頸裡尋，

理筋正骨解神經，

韌帶小面修補好，

揮別宿疾一身輕！

肩頸痠痛

肩痛、手不舉，就是五十肩？

金髮、碧眼的阿斗仔，未必一定是美國人；而肩痛，手舉不起來，更不一定是五十肩。「五十肩」這個原本作為「臨床診斷」的詞語，竟已逐漸成了「症狀描述」了。

📍 地球 · 肩球

地球是圓的，圓的繽紛多采；五大洲、七大洋，各地都有迷人風土、特殊民情，吸引著如織旅人佇足讚嘆、流連忘返。

肩膀也是圓的，卻圓的錯綜複雜；四個關節，七條神經，筋肉阡陌縱橫、骨膜星羅棋布，處處都有造物者精心設計的筋骨結構，造就這人類活動度最大的關節。

當圓圓的肩膀，扛著圓圓的地球；神話中的亞特拉斯（Atlas），是否會得⋯⋯五十肩呢？

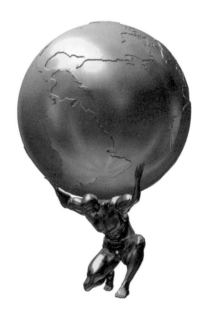

記得小時候，對地球上其他的國家充滿了想像；每每看到金髮、碧眼的阿斗仔，會很興奮的跟同學說：「喂，我有看到美國人耶！」現在回想起來，覺得當時的自己，真是單純地可愛。

長大當了醫師，聽到肩膀痛的患者，因為手抬不起來，就說：「歐，醫師，我得了五十肩！」這段話，聽來雖不捨，但就像兒時的自己一樣，這位患者對自己肩痛問題的認知，也是單純地可愛。

金髮、碧眼的阿斗仔，未必一定是美國人；而肩痛，手舉不起來，更不一定是五十肩。「五十肩」這個原本作為「臨床診斷」的詞語，已經逐漸變成了「症狀描述」了。

📍 肩球上的緊箍咒

真正的五十肩，專業上稱為「粘連性肩關節囊炎（adhesive capsulitis）」；是指包覆在肩關節（更精確地說，是肱骨肩盂關節）周邊特化的關節囊（類似韌帶），因各種原因產生沾黏的現象，使得關節活動度受限，**就好像戴上孫悟空的緊箍咒一般，動彈不得。**

而「**肩痛＋手不舉**」的這個症狀，臨床上則稱為「**夾擊症（impingement）**」；是指負責將肩關節抬起的旋轉肌腱群（rotator cuff tendons），因為種種原因，在抬舉的過程中，被周邊的組織限制住原本該有的運轉軌道，更簡單地說，像被一雙筷子夾住一樣，是肌腱被「卡住」的意思。

換言之，五十肩是「關節囊」的問題，因為「靜態」的組織變異，才造成動作的困難；而夾擊症，比較像是「動態」的症狀，背後的原因林林總總，但有時候靜態的檢查其實找不到病灶所在，直到以動態高階筋骨超

音波檢視，才赫然發現夾擊的位置與問題所在，彼此之間，有著本質上的不同。

微笑的亞特拉斯

所以，我們知道了：

> 肩痛＋手不舉＝夾擊症，是臨床症狀（背後原因很多）。
> 五十肩＝關節囊沾黏，是臨床診斷（也有很多原因，但大多不明）。

雖然臨床上兩者常有彼此重疊表現的情況，但若能藉此文的說明把話說得更清楚，想必你的醫師，在溝通上會比較省力喔。

而辛苦的亞特拉斯神，或許也會因此覺得如釋重負吧！

五十肩，非得撐半年？

聽說五十肩至少要復健半年，甚至更久，難道沒有解套方案嗎？當然有，首先必須先從了解真正的敵人──五十肩開始。

莫名緊縮、肩「綁」變色

「醫師，為什麼別人都不會得五十肩，只有我會？」溫暖的診間氣氛，頓時被憤恨之氣所凍結。翻開一本本醫學教科書，多半會說大部分的五十肩原因都未明；言下之意，五十肩這個問題很難追本溯源，更別說用「預防針」的方式，讓這種折磨人到底的疼痛，徹底消失。

關於五十肩（粘連性肩關節囊炎，adhesive capsulitis of shoulder）的病根，提出的假說很多，舉凡：外傷、長期固定姿勢、肌腱損傷、代謝疾病（如糖尿病）、荷爾蒙等內科問題，都曾在期刊上見到。

莫名其妙的是，這些成因在身體裡都是慢慢、偷偷地在運作，過程中感覺也是若有似無的；等到臨床症狀真正出現，一覺醒來，竟發現自己手抬不起來（刷牙、梳頭），轉不到後面（拿皮夾、扣內衣、擦屁股）、拉不到對面肩膀（抓癢）時，這一切，都已經發生了。

忍痛之際、復健之外

忍痛、困境、生活極度不便；吃藥控制、中醫針灸、西醫理療、民俗推拿、徒手整復⋯⋯有些五十肩，就是看不到療效。忍不住的，四處求醫；忍得住的，夜夜痛醒。一覺睡到天亮，竟是如此奢侈而遙不可及。

「潘醫師，我真的很不舒服，聽朋友說，五十肩至少要復健半年，甚至更久；還有人被送去開刀房上麻藥硬扳開來，這些，我都不想要！」患者說。

「我真的不知道為什麼你會得五十肩，但請別擔心，我們有解套的方案。」我微笑回答。

沾黏者聯盟

先來了解，五十肩到底是什麼碗糕？以往認為，五十肩就像肩膀硬穿進縮水 3 號的衣服一樣，被一圈包覆在關節周邊，因發炎而緊縮的囊狀組織所束縛，動彈不得。

但最新的醫學影像實證卻發現，五十肩真正的臨床表現並不單純。「肩綁」之處，除了這件超級緊身衣之外，還可能在肩胛骨這裡多勒了一條吊帶，或是在手肘加綑了一層繃帶等；換言之，現實世界中糾纏你我的五十肩，其實是多部位、多組織、多模式的「症候群」，不僅問題還可能在肩關節之外，而且每位患者的臨床表現也彼此不同。

此症候群，我們給了一個暱稱：**沾黏者聯盟（adhesion complex）**，意味問題本質上是多層次、大範圍的，而且每個問題之間，彼此存在著某種連結關係。

◉ 為肩抽絲、脫繭而出

就因如此，臨床上的五十肩才會經常遇到「剪不斷、理還亂」的窘境；甚至初步治療之後，患者症狀卻又改變，換成別的地方在痛。這困境讓患者痛得很挫折，也使醫者治得很挫折。

對手，不止一個；藏身，不只一處；功夫，不只一家。要對付沾黏者聯盟，致勝之道須具備陸、海、空三棲作戰的戰略思維；只有多部位、多模式、多療程的動態治療，才會有贏面出現。

兵來將擋，水來土掩。為肩解套的方案就是——揪出每個影響關節活動度的組織變異，再根據變異的本質，投與對應的治療模式。簡言之：

筋損，則補之；囊縮，則撐之；
肌緊，則鬆之；關節磨，則潤之；
神經纏套，則解之。

這種高度針對性、多樣化、動態調整的特殊治療模式，對五十肩這種複雜的疼痛問題，特別能彰顯它的功效；至今，醫界對此治療模式還沒有正式、公認的描述語彙，而我們則稱之為「**周全式功能注射**」。

何謂「周全式功能注射」？

周全式功能性注射（Comprehensive Functional Injections, CFIs），是針對筋骨痠痛、關節退化、運動傷害等急慢性疼痛問題，以多療程、多部位、多層次、多模式的局部注射治療，來逐步、動態、全面地修復受損的筋骨系統；此種注射，整合了包括乾針筋膜鬆解、PRP 再生注射、筋骨玻尿酸注射、神經解套注射、葡萄糖增生注射等功能性注射，而有別於傳統以消炎、止痛為主的注射模式。

（請見本書《Chapter5 周全式功能注射：要打針，就打好的針！》P.236）

肩頸痠痛

肩膀筋破掉，一定要開刀？

若以手術將撕裂處縫補，表面上似乎解決問題，但實際上，這就像中橫公路常坍方一樣，單只將路面重新修整，而忽略水土保持，只要颱風、地震一到，續筋再斷的風險，將難以完全避免。

斷骨待接，破鏡盼圓，齲蛀求補，這⋯⋯是常識。

所以，當肩痛，手抬不起來，而醫師說肌腱斷裂時，開刀把裂縫補起來，不就是天經地義的事嗎？看似理所當然，但事實與此稍有出入。

📍 筋破掉，不一定會痛

筋破肩痛，筋補起來，肩自然就不痛了，不是嗎？請耐心往下看。

研究顯示，許多肩膀不痛、活動也自如的受試者，經過超音波或磁振造影的檢查，赫然發現，旋轉肌腱竟是破掉的！甚至，有些人的肩肌腱整條斷光回縮了，卻還渾然不知，抬手自如呢！

這些實證，暗藏著一個極重要的臨床意義：**既然筋破可能肩不痛，那肩痛時發現筋破了，這破洞真能解釋這肩痛嗎？**如果，這破洞不一定能解

釋這肩痛，那就算你開刀把它補了起來，這肩痛真能好起來嗎？

想一想⋯⋯嗯，可能要再想一想。

📍 縫補完，可能會再斷

再來，是中橫搶通的問題。

肩筋會裂會斷，除了少數因外傷直接拉斷之外，大部分是因為長年累積受損的結果，專業上稱為「肌腱退化（degenerative tendinopathy）」。既然肌腱累積受損，就表示整個與肩關節抬舉，出力相關的組織（肌肉、肌腱、韌帶等），結構上多多少少都減弱了強度，自我修復的能力也相對下降；一旦使用到了一個臨界點，肌腱再也無法吸收因姿勢或動作產生的力量時，就會導致撕裂傷的發生。

此時，若以手術方式將撕裂處直接縫補起來，表面上似乎解決了問題，但實際上，這就像中橫公路經常坍方一樣，如果先天的山坡地水土保持沒有做好（即整體肩關節組織的再強化），單單只將坍方的路面重新修整（斷筋再接），只要日後颱風、地震一到（用力過度或特定動作），續筋再斷的風險，恐怕是難以完全避免。

事實上，研究顯示，肩旋轉肌腱修補手術後再斷的機率，大約在 5%～20% 左右（風險因子很多）。因此，就算肩痛確實來自破筋，在決定開刀之前，也請務必認真考慮，因為**這條接起來的筋，不一定能陪你走到最後**。

📍 非手術，一樣會改善

好吧好吧，開刀很好，但並非萬靈丹，我已經知道了，可是不開刀，肩膀痛真的能好起來嗎？

那就**要看你對「好起來」的定義與期待是什麼**。如果期待非手術的治療方式，不但能完全不痛，肩膀怎麼轉都不會卡到，且原本的破洞全部給他補好……那只好跟你說聲抱歉，因為這樣的承諾，恐怕連開刀醫師都不一定敢全給。

但如果希望：疼痛明顯減緩，晚上能好好睡；關節活動度增加，至少可扣內衣的話……那或許，用非手術的方法可以幫上忙。

有趣的是，有個大型的研究，比較肩旋轉肌腱破裂後，以手術與非手術方式治療的優劣；結果出人意料地發現，兩組患者疼痛與功能改善的程度，沒有統計上的差異[1]！甚至，有個較小型的臨床研究顯示，針對那些已無法修補的肩筋破裂患者，施以為期五個月的運動治療，還是可以藉此降低疼痛，增加肩關節功能[2]。

換言之，花了那麼多工夫住院、麻醉、開刀、復健，到最後居然跟那些不開刀，卻努力以非手術方式治療（復健、運動治療、局部注射、徒手治療等）不相上下（非大型或全斷患者）。這結果，對於想用開刀解決問題的你來說，應具有一定參考價值。

---

[1] 文獻來源 https://www.ncbi.nlm.nih.gov/pubmed/27152275
[2] 文獻來源 https://www.ncbi.nlm.nih.gov/pubmed/27278468

📍 若無效，還是該動刀

棒球是圓的，沒到最後一場、最後一球，你永遠都不知道結果為何；肩關節也是圓的，即使肌腱破掉，落入敗部，**若沒有認真以非手術的方式治療，你也永遠不會知道，到底會不會敗部復活，甚至逆轉勝呢**。

不過，雖然非手術方式對肩筋破裂有潛在性的助益，根據其他的研究，以下幾種患者，在新的再生注射治療尚未普及成熟之前，還是建議以手術縫補的方式處理：

1. 年輕患者，急性旋轉肌腱之外傷性斷裂；
2. 職業或專業運動選手之旋轉肌腱撕裂傷；
3. 年長患者急性肌腱斷裂，經初步非手術治療仍劇烈疼痛者；
4. 年長患者之慢性肌腱破裂，經過前述幾種非手術治療後，症狀仍不見改善者。

如果，你對於到底要用何種方式處理你的肩關節肌腱撕裂，仍舉棋不定，建議就近找專業的復健科、疼痛科或是骨科醫師進一步做討論。

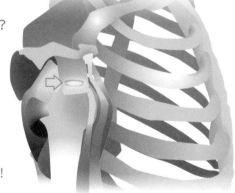

肩膀筋破掉了！
開刀？還是不開刀？

開刀很好！
不開，也還有條路！

肩頸痠痛

「肩唇」裂，
打 PRP 當護「唇」膏？！

肩唇軟骨自我修復能力不佳，目前治療主流，多集中在關節鏡手術，若無手術意願，PRP 可能是另一個選擇！

你的肩痛，既非五十肩，旋轉肌腱也正常嗎？你的肩痛，不但熱敷、電療、超音波無效，連打了類固醇、震波、增生療法都無法根治嗎？

嗯……很可能是你的「肩唇軟骨」受傷了！

傷到深處有怨尤

肩唇軟骨，到底在哪裡呢？

『**遠上寒山石徑斜，白雲深處有人家。**』晚唐詩人杜牧，在秋日山遊之際，寫下了這段有趣的詩句；詩的意境十分悠遠，但杜大詩人萬萬沒料到，這句詩居然與肩唇軟骨的解剖學若合符節！

如下圖所示，肩唇軟骨是環繞在肩胛骨與肱骨頭交接處的一個環型軟骨；而肩唇軟骨最重要的功能，除了提供肩關節的穩定度之外，就是作為

肱二頭長肌腱的近端錨合點（anchorage）。

　　由於此處血循不佳，當肩唇軟骨與二頭長腱錨合點因下列情況而產生撕裂傷（SLAP 損傷）時，局部組織的癒合能力就非常有限，導致患者產生慢性肩痛的情況：

1. 過度的過肩運動（投擲、自由式泳姿、揮拍等）；

2. 過度的手臂負重模式（搬貨、看護、重訓等）；

3. 外傷史（車禍撞擊、跌倒撐地等）。

　　因為肩唇軟骨自我修復能力不佳，目前治療的主流，大多集中在關節鏡手術；然而，**近年再生醫學的蓬勃發展，似乎讓肩唇軟骨損傷以非手術的方式逐步修復成為可能。以下，就是一個極佳的例子。**

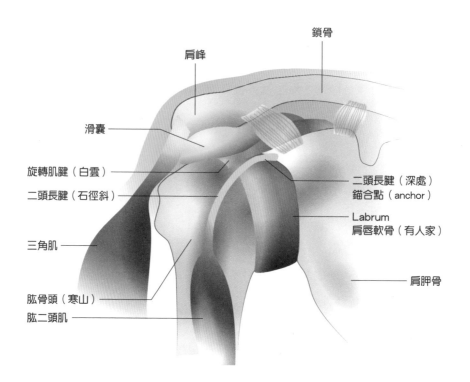

⚲ Thunder 哥：我的肩膀不痛了！

25 歲男性、網球校隊 Thunder 哥，長期過肩揮拍之下，產生肩關節疼痛症狀；平日肩痛症狀不明顯，但網球運動後疼痛感加劇。症狀厲害時，夜晚側睡壓迫肩部時甚至會痛醒。

理學檢查顯示：

1. 肩關節活動度大致正常；
2. O'Brien 測試：陽性；
3. Apprehension 測試：陽性；
4. 但 SS 測試為陰性。

超音波檢查並無動態關節不穩，或旋轉肌腱撕裂等病灶。物理治療、藥物治療、葡萄糖增生注射等療效不佳。磁振關節攝影（MR-arthrography）顯示，肱二頭長腱和肩唇軟骨接合處有輕度的部分撕裂傷。雖然我告知可進行關節鏡探查，但患者沒有手術意願，希望以較保守療法來治療。

在醫護人員充分解釋後，以超音波引導，將自體血小板血漿（PRP）注入肩唇軟骨，症狀在療程結束後約一個月，有明顯改善❶❷。

❶ 此為個案報告，非所有 SLAP 患者均有效果，僅供參考。
❷ Thunder 哥的 PRP 注射影片 https://www.youtube.com/。watch?v=q1Q6BBUkyFs

我的中古車維修廠：
胸廓出口症候群

當與鎖骨或第一肋骨相關的結締組織出了某種狀況，很可能會出現間歇性的血流不足或神經壓迫，即「胸廓出口症候群」。

📍 疼痛纏身、花香不再

Y 小姐是迪化街花店的女主人，平時協助先生張羅內外，妝妝點點、滿室芬芳，倒也忙得不亦樂乎。

不幸的是，這一年來，不知出了什麼問題，身體的右半邊開始出現劇烈的疼痛感；背痛的程度，甚至讓她無法躺下，一旦背後壓在床上，不管是多軟的床墊，都會痛徹心扉，且還有麻感傳到手指頭，讓她徹夜難眠。

一年了，Y 小姐痛到夜夜坐著睡，家事、花店的事，再也無法幫忙了。體貼的先生，不忍太太受苦，用盡了各種診療方式，也砸下不少的金錢，尋遍中西醫、整脊、民俗療法，卻都看不到明顯的效果。絕望無助之際，Y 小姐因緣找到了我。

神經糾纏、逐步解套

原來，糾葛 Y 小姐多時的疼痛竟來自右上肢多處神經，被周邊的結締組織「纏套（entrap）」住，導致疼痛不但劇烈，而且盤根錯節，無法用單一的部位、單項的治療模式來解決；尤其是伴隨著「胸廓出口症候群（thoracic outlet syndrome, TOS）」，更是 Y 小姐看遍群醫卻前所未聞的診斷。

看著 Y 小姐驚訝的表情，我微笑點點頭並從電腦中印出一張圖。

「請看，這是你右肩鎖骨附近的解剖圖」我解釋著。

「我們的鎖骨與第一根肋骨，在肩膀的上方隔著一個空隙交疊著，就像把兩根筷子擺成 X 形一樣。在鎖骨與第一肋骨之間有許多神經血管穿過，好比持筷時中間穿過的中指一般」我把眼神轉向 Y 小姐，確定她是否跟上。

「嗯，交叉的筷子中間有手指穿過……」咦～還真的有點像耶！

「沒錯！」我繼續說明。

「如圖片所顯示的，這兩根筷子之間的空間……其實很有限。因此，當與鎖骨或第一肋骨相關的結締組織出了某種狀況（例如：肌肉纖維化、筋膜緊繃、頸肋贅生等），將很容易使這個空隙變窄；於是，可能會出現間歇性的血流不足或是神經壓迫的症狀（麻木、無力）」。

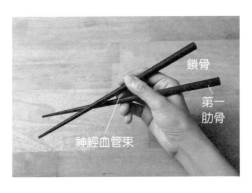

鎖骨

第一
肋骨

神經血管束

胸廓出口症候群
持筷模型示意圖

「沒錯，我就是躺下來或轉頭手指就會麻！」Y 小姐理解地回答。

「應該是的，這就是專業上所謂的『胸廓出口症候群（thoracic outlet syndrome, TOS）』」

「我了解了！請問醫師，這該怎麼治療呢？」

胸廓出口症候群

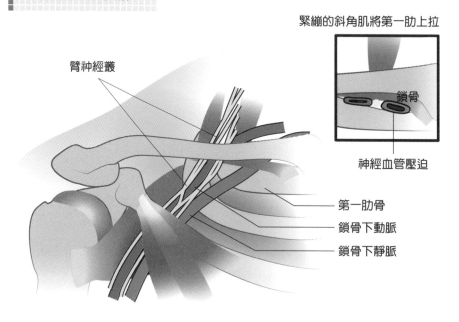

緊繃的斜角肌將第一肋上拉

鎖骨

神經血管壓迫

臂神經叢

第一肋骨

鎖骨下動脈

鎖骨下靜脈

♀ 耐心治療、開花結果

經過詳細解釋之後，Y 小姐開始接受每週固定的治療（即周全式注射，包括 PRP 注射、超音波引導之解套注射、乾針治療、葡萄糖增生注射等），

雖然中間偶有起伏、疼痛症狀也不斷地變化；但 Y 小姐始終耐著性子，在先生貼心的陪伴與支持之下，終於在治療後的 4 個半月，正式畢業了！

療程結束當天，Y 小姐高興的說：「醫師，你知道嗎？其實我們會來找你，還是經過保生大帝首肯的呢！」

「喔，那真是受寵若驚呢！」我笑道。

Y 小姐再度綻出如花開般的笑容。「經過這段痛苦的折磨，我體會到自己筋骨已經是『中古車』了；不過，我再也不會擔心，因為以後啊，你這裡就是我們的『中古車維修廠』喔！」

「『中古車維修廠』，有道理耶！」我頻頻點頭同意。

胸廓出口症候群治療方式

胸廓出口症候群（TOS）的原因很多，因此治療的方式也彼此不同；周全式的功能性注射，只對部分的 TOS 患者有效。有時，壓迫神經血管的組織，還是需要用手術的方式，才能達到徹底的減壓效果。請與你的疼痛醫師深入討論，並為你找到最適切的治療模式。

網球肘「沒好」的真相

一直治卻一直不會好的網球肘，可能是充滿表相
的一種疼痛；而表相深處，或許藏著許多你沒聽
過的真相。

疼痛的真相，只有一個。但這個「真相」，經常被許多「表相」掩蓋住，
讓人無法用直觀覺察出來。而你所理解或被告知的「網球肘」，尤其是那
種一直治，卻一直不會好的網球肘，正可能是充滿表相的一種疼痛。在這
網球肘表相的深處，或許藏著許多你沒聽過的真相。

◉ 捉「筋」，才能見肘！

在探究真相之前，先來了解什麼是真正的網球肘。

是……肌腱炎嗎？

嗯，是肌腱沒錯；但，卻沒發炎。

網球肘的正式診斷，叫「肘外髁肌腱病變（lateral epicondylopathy）」，
而非以往所稱的「肘外髁炎（lateral epicondylitis）」；之所以會更名，主

要是近來的研究，推翻了以往認為此處疼痛，是緣於肌腱慢性發炎的說法。相反的，造成網球肘疼痛的肌腱組織，經切片染色所呈現的，反倒是**結締組織累積受損，卻無法完整修補起來的「亂象」。**

而從顯微鏡的這頭定神往組織深處搜尋，從左到右、從上到下，看來看去，就是找不到發炎的蹤跡。

所以，網球肘疼痛的本質，是手肘共同伸肌腱逐步受損、且修補不足的現象；專業上，我們稱為「肌腱退化（tendinopathy）」，或是「著骨點退化（enthesopathy）」❶。

◉ 治療關鍵 在於修補

了解網球肘組織受損的本質之後，針對遍體麟傷、期盼進補的肌腱，真正有長期療效、同時具備實證的治療，就集中在以下幾項：

1. **物理治療**：超音波、低能量雷射、肌力訓練、伸展拉筋等等。
2. **體外震波**：分為聚焦式與幅射式兩種，各擅勝場。
3. **葡萄糖增生注射**：利用無害強刺激，誘導組織修補，需要一段療程。
4. **自體血，或富含血小板血漿（PRP）注射**：運用生長因子等成分，直接促進肌腱修補，療程較短；至於療效，一般而言，也比較長些。

那……那類固醇呢？嗯，類固醇，急性發炎時很好用，但就組織修補、強化的角度來說，恐怕不是我們的選項。

---

❶ 請參考《Chapter2 退化是老化？》P.58。

問題來了！**如果做了上面這些治療，網球肘都還不會好，或是好沒有完全，那該怎麼辦？**這個時刻，可能就是需要好好坐下來，跟你聊聊網球肘「表相」深處，到底還有哪些「真相」的時候了。

真相一：可能是「神經」病？

近來，許多以往被認為是筋骨的問題，都發現了重要的周邊「神經纏套（nerve entrapment）」成分；而以下這篇研究，更顛覆了以往大家都覺得網球肘就只是「肌腱問題」的刻板印象。

2013 年美國手外科期刊發表了一篇研究，一群加州的骨科醫師，收錄了 26 位患者，涵蓋了 30 個外側疼痛的手肘；這些疼痛歷經保守治療 6 個月以上無效後，開始陸續接受手肘附近，專業上稱為「後前臂皮神經（posterior antebrachial cutaneous nerve, PAbCN，橈神經的分支）」的麻醉劑阻斷，確認疼痛有所減輕之後，便給予「皮神經切除手術（denervation surgery）」❷。

術後追蹤平均 28 個月，發現居然 80% 的患者疼痛均有明顯的改善，令人又震驚又興奮！
網球肘沒好背後的真相，真的有神經在作怪！

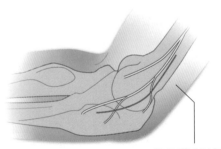

後前臂皮神經

---

❷ 文獻來源：Denervation of the lateral humeral epicondyle for treatment of chronic lateral epicondylitis. J Hand Surg Am. 2013 Feb;38（2）:344-9.https://www.ncbi.nlm.nih.gov/pubmed/23351911

　　當然，本篇研究是採取侵入性手術切除的方式處理皮神經疾患；但臨床上若能先以高階筋骨超音波，發現後前臂皮神經的局部病灶，再施以超音波引導下的「解套注射」，應該也會有一定的療效。

📍 真相二：小心，組織有撕裂！

　　患者是 45 歲女性，主訴右肘疼痛已經超過半年，一直被當作是網球肘在治，也曾接受物理治療、震波治療乃至於類固醇注射，但效果都很有限。症狀上，無論是提重物、握拳，甚至是半夜移動手肘都會引起疼痛。

　　X 光檢查並無明顯問題，但以筋骨超音波檢視，竟發現在手肘外側的伸肌腱著骨點（骨膜）下方，有一個約 0.2cm×0.2cm 大小的撕裂傷，且應該是這位女士困擾的主因。

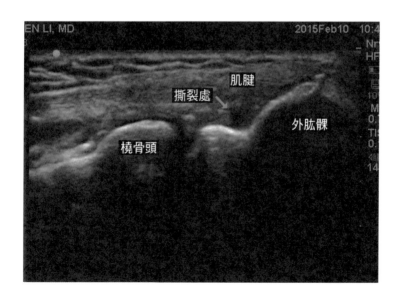

肌腱部分撕裂傷的治療分為兩種：手術治療、注射治療。選擇手術治療，臨床上稱為「肌腱切開術（tenotomy）」，意思是將撕裂處（不易癒合）先做切開刮除的動作，再視情況看要不要縫補起來。

　　另一種方式則是微侵性的「再生注射治療（regenerative injection therapy，RIT）」，利用高階筋骨超音波的精準定位，將自體血小板血漿（platelet-rich plasma，PRP）或高濃度葡萄糖（dextrose prolotherapy），注射在撕裂的肌腱或韌帶組織之內，促進組織再生修補❸。

◉ 真相三：卡在隧道 神經求「橈」？

　　有時，網球肘的痛點，並沒有落在接近肌腱著骨點的地方，而是整隻前臂（或稱小臂，forearm）的外側肌肉，都超級緊而痠；有別於網球肘，是此症連休息狀態都很痠，而非如網球肘般，需要某個動作或是某種用力的方式才會痠痛。

　　因為經常被當作網球肘在治療，所以此症的療效通常會讓患者有種「沒治到重點」的感覺。而問題的癥結，就出在前臂中一條較深層的神經（橈神經，radial nerve），在穿梭進入狹窄的組織通道中，被周邊緊繃狹隘的筋膜或肌肉給夾住了❹。

◉ 真相四：深層磨損 關節滯礙

　　患者：醫師，我覺得我的網球肘跟別人的不太一樣！
　　我：喔，怎麼不一樣？

患者：我的手肘痛，感覺痛得很深層；雖然網球肘那點按下去還是一樣會痛，但總覺得還有更裡面、從表皮摸不到的地方在不舒服。

沒錯，這位患者對自己的病症，有著超乎常人的敏銳度；當手肘，甚至整個上肢系統因為各種不同內外因素而產生力學上的偏移時，假以時日之後，關節深處，就會跟著產生磨損與發炎等變化。這種關節結構上的轉變，反映在臨床上的表現，就如同剛剛這位患者一般，是較深層的疼痛；更懸疑的是，**這種關節的深層問題，經常會伴隨著幾乎與網球肘一模一樣的表相症狀，使得臨床診治過程充滿了挑戰。**

這種問題，專業上稱為「肘關節病變（arthropathy）」。追根究柢，除了運用超音波或其他影像診斷，好好地做問題的釐清之外；更重要的，是運用多層次（深層 vs.淺層）的策略，提供患者一個釜底抽薪的解決方案。

📍 真相五：頸神經壓迫 放射制肘

還記得，「痛點，不是重點！」這個觀念嗎？❺痛在外肘，根源也可能在脖子裡！

人體的頸椎神經根共有八對，左右各一，其中有幾對分別掌管雙手外肘的感覺區；當此處受到損傷時，末梢神經就會將訊息藉由周邊神經，再經過所屬的頸神經，往上依次傳遞到大腦去，產生局部的各種感受。

---

❸ 請參考本篇《手臂痠到爆，就是查不到？談「橈隧道症候群」》P.140。
❹ 外肘韌帶之 PRP 注射影片 https://www.youtube.com/watch?v=gNXYkKJU9Oo
❺ 請詳見《Chapter2 痛點，不是重點！》P.84。

❹

有意思的是，當支配外肘感覺的頸神經出現局部壓迫等問題時，身體不會馬上覺知到是頸椎的問題，反倒是感覺手肘外側會痠、會痛，而且還不一定會麻！

很奇怪，是嗎？

此症發病之初，也常以類似網球肘的「表相」症狀呈現；但因根源來自頸椎，局部治療的效果自然很有限。此時，若能溯溪而上，仔細探詢與頸椎相關的症狀與癥候；往往會發現一些蛛絲馬跡。至於治療，當然是以治頸椎為主了。

真相六：疼源糾葛 禍不單行

患者：唉唉唉（喘息聲），網球肘還真的不簡單啊！

醫師：但很抱歉，還有更麻煩的⋯⋯

患者：蛤？什麼？還有更麻煩的？

醫師：是的，上述這幾種真相，在現實的患者身上，常常是交叉、合併出現的。

不同的真相，一起躲在共同的表相之後，治療好一個問題，往往又會跑出一個新的症狀！所以，如果你有網球肘一直治不好的困惑，請記得，一定要找有經驗的醫師喔！

肘臂痛

太「扯」了！高爾夫球肘竟是「神經纏套」？

> 沒打高爾夫球，也可能會得高爾夫球肘；但有些高爾夫球肘患者，做了一堆治療還是不會好⋯⋯有可能是你的筋，去「扯」到後面的神經了！

📍 內肘申冤

「冤枉啊，醫師！」這是手肘內側長期疼痛的患者，在醫師說是「高爾夫球肘（golfer's elbow）」時，最常見的立即反應。「我哪有這麼好命，根本沒打什麼高爾夫球！」患者說。

是的，沒打高爾夫球，也可能會得高爾夫球肘；但更冤枉的是，有些高爾夫球肘的患者，無論吃藥、休息、作復健、打震波，甚至連類固醇、增生注射、PRP 都打光光了，都還是不會好。

如此冤情，該向誰討個公道？先別急，可能是你的筋，去「扯」到後面的神經了！

📍 僅此一筋，別無分枝？

專業所指的高爾夫球肘，是手臂前面負責彎屈的肌肉群，在手肘內側匯集成共同肌腱（共屈腱，common flexor tendon），因為外傷或過度使用而產生的損傷；臨床上，又稱為「內上髁肌腱病變（medial epicondylopathy，舊名：內上髁炎 medial epicondylitis）」。

此類疼痛，在經過一般保守治療後，大多可得到不錯的緩解；對於較嚴重的情形，則可選擇體外震波、增生注射或是自體血小板血漿（platelet rich plasma, PRP）等局部注射。然而，若上述治療都無法收效時，就請留意下面這張圖了。

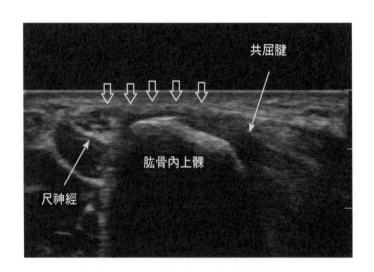

手肘內側的高階超音波影像中，可見共屈腱在附著到肱骨內上髁的同時，還有一部分的肌腱／筋膜纖維（黃色空心箭頭所指處）未與骨頭相接；反而繼續延伸到畫面左側，並與包覆尺神經的結締組織相連。在某些情況下，屈腱的問題會牽扯到尺神經，而產生纏套現象；此時，臨床表現會非常類似高爾夫球肘，但傳統治療模式（復健、藥物、震波、類固醇注射、增生療法等）卻往往無法改善症狀。此類神經纏套問題，以超音波引導行解套注射，常可立即看到效果。

如前所述，按照古典的解剖學知識，共屈腱應全部匯集在內上髁；所以不管屈肌群如何使力、如何受傷，高爾夫球肘所產生的疼痛，自然會全部集中在此處，不會落跑、偷溜到別的地方去。

神經「詭」扯

但，事實並非如此。以此高階超音波影像為例，當表層筋膜順著共屈腱往近端（由右向左看）遊走時，你可能會發覺到，原來共屈腱的末端，竟然還有部分的肌腱／筋膜纖維（左頁圖中空心箭頭處），並未選擇在內上髁跟大家一起「落腳」，反而繼續延伸挺進，翻過內上髁的「山丘」，一路奔馳到後方「尺神經（ulnar nerve）」附近的筋膜群，並與之交融在一起。

於是，在某些情況下，過度使用的共屈肌群，可能會將力量的傳遞吸收，跳過內上髁，進而拉扯到山（內上髁）的另一邊，造成尺神經或另一條「內前臂皮神經（medial antebrachial cutaneous nerve）」的纏套損傷，但臨床上的症狀，卻又與高爾夫球肘十分類似！

水落「實」出

針對此難題，以超音波引導之解套注射，將同時具有穩定神經與預防沾黏功能的解套液，精準地沿著神經周邊，將沾黏的組織逐步剝離；有時，甚至不必直接治療內上髁的共屈腱，內肘的疼痛就會明顯改善。

你的高爾夫球肘還在喊痛，或是喊冤嗎？就算不在開封，你也能找「超公」（高階疼痛超音波）討個公道喔！

手臂痠到爆，就是查不到？
談「橈隧道症候群」

你覺得前臂很痠很痠，有時傳導至末稍的手掌、手指處，尤以拇指、食指部分最明顯嗎？請注意，問題可能不在筋，而是神經！

　　請看圖，你的手臂，這裡……超痠嗎？被當作網球肘，卻一直治不好嗎？痠到最後，大拇哥、二拇弟（姆指、食指）會怪怪、卡卡、麻麻的嗎？連肌電圖、神經傳導、X 光，都照不出來嗎？

　　那可要注意了；因為**問題可能不在筋，而是神經**！

　　你的橈神經，很可能被經過的肌肉「勒」住了！

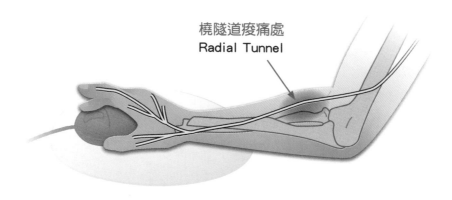

橈隧道痠痛處
Radial Tunnel

奪命剪刀腳

橈神經是手臂三大神經之一，從上臂骨後方繞出手肘外側後，會「鑽」進一個由分岔的「旋後肌（supinator）」所形成的狹窄通道；這個通道，就是俗稱的「橈隧道」。這塊分岔的肌肉，在某些情況下，會像分岔的兩隻腿一樣使力一緊，彷彿周星馳電影中的場景一般，將橈神經緊緊夾住；這種狀況，專業上稱為「橈神經纏套（radial nerve entrapment）」。

當橈神經在橈隧道裡被纏套住時，會因位置、程度、持續的時間不同，而有不同的臨床表現。有時，患者只是前臂很痠很痠（比網球肘疼痛的位置再前面一點），而且並非單點，而是一個模糊的區域；有時，這種痠感會傳導至末稍的手掌、手指處，尤其以拇指、食指部分最為明顯。

初期的神經纏套，因為神經細胞只是受外力束縛而功能下降，並無死亡；所以即使是最精密的神經傳導檢查、肌電圖等，也未必能將問題呈現出來。至於 X 光、電腦斷層等影像檢查，更是對神經這種軟組織問題束手無策。

超音波擒兇

還好，近年發展出來的高階疼痛超音波，可以清晰地看到因纏套而腫脹的橈神經；待診斷確立之後，再以超音波引導的解套注射（nerve hydrodissection），將纏套的神經周邊結締組織撐開，徹底將橈神經從桎梏中鬆綁。而伴隨纏套而產生的痠、麻、抽等症狀，往往會當下大幅降低，甚至神奇地消失呢！

你的橈神經，在隧道裡塞車了嗎？且讓超音波引導的解套注射，為你闖出一條脫困之道吧！

腕掌痛

手麻到半夜痛醒？

甩不掉那擾人的麻痛感，腕隧症真的就只有開刀一條路嗎？其實不然，讓我們一起看下去⋯⋯

騎摩托車，騎到手超麻，必須停下來甩甩手嗎？白天還好，但手指抽麻到半夜痛醒嗎？怎麼用力甩，就是甩不掉那麻痛感？手麻到使不出力氣，連拿個碗、吃頓飯都有困難嗎？

聽聽看，其他人怎麼說！

患者 A：「醫師說我是「腕隧道症候群（carpal tunnel syndrome）」，但無論是補充 B 群、做物理治療、睡覺帶護套、針灸、推拿，甚至連類固醇都打了，還是麻⋯⋯」。

患者 B：「做完肌電圖（扎針、通電的檢查），醫師說只有開刀一條路，要不然拖下去，手掌肌肉會萎縮。醫師又說，雖然開刀免不了，但卻可以選擇開刀的方式：看是傳統的剖開術式或是最新的內視鏡微創手術。」。

得了腕隧道症候群，就真的就只有開刀一條路嗎？其實，還有一種非手術的選擇，那就是：**神經解套注射（nerve hydrodissection）**。

腕隧道症候群是手腕中間一條神經（正中神經）被周邊的結締組織纏套（entrapment）所引發的神經損傷。

把神經纏住的組織，包括筋膜、肌腱、周邊血管、贅生肌肉等，原因很多。大多數情況下，經由保守治療，症狀都能有相當的緩解。但許多患者接受各式的保守治療後，症狀還是持續；且面對手術，大多數的患者還是躊躇不前。除了開刀伴隨的不確定性與風險之外，術後往往需要休養的不便，更是忙碌的國人，心中不願手術最在意的理由之一。

幸好，近年來醫界對於神經纏套損傷的了解日益精進，加上高解析疼痛超音波的引進，使得以超音波引導，將受困的神經，經由「解套液」直接將沾黏的組織「剝離」的解套注射，成為患者治療腕隧症的重要新選擇。

讓解套注射為你的煩惱「解套」

經由解套注射，正中神經就能逐步掙脫長期壓迫它的外在束縛，使神經得以漸漸恢復以往的功能；麻、痠、緊、脹、無力、抽痛等感覺，也會慢慢跟著恢復。根據國外的幾個案例報導，解套注射前、後的神經傳導檢查，也能顯示出長足的進步（請見下頁圖 A ～ C）。

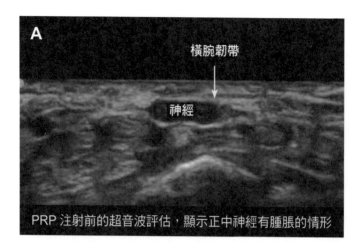

PRP 注射前的超音波評估，顯示正中神經有腫脹的情形

腕隧症的超音波影像，顯示正中神經在橫腕韌帶下方有局部腫脹的現象（橫截面）。

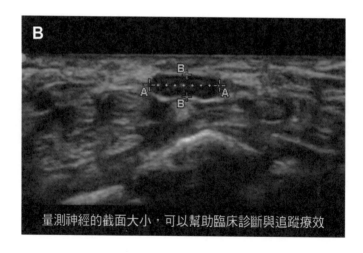

量測神經的截面大小，可以幫助臨床診斷與追蹤療效

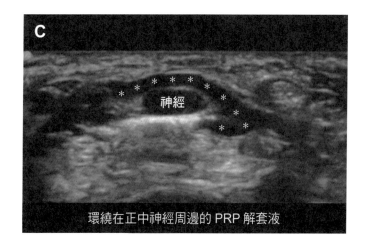

環繞在正中神經周邊的 PRP 解套液

解套注射後，可見解套液將神經與周邊組織分隔開。

還在煩惱開刀的問題嗎？ 讓解套注射為你的煩惱「解套」吧！

小提醒！

1. 解套注射所使用的解套液，可能因醫師的選擇而有差異。
2. 並非所有腕隧症都適合以解套注射治療，且往往需要數個療程，或配合其他功能性注射，才能完全將神經解套。請與你的醫師深入討論，看看你是否適合此療法。

坐骨痛，神經沒在痛？

坐骨神經痛不是一個疾病的名字，而是症狀；在這個症狀的背後，有至少 10 種以上的診斷，會產生類似的臨床表現。

你相信嗎？ 70％以上的坐骨神經痛，都與坐骨神經無關！

◉ 坐骨神經痛是一種臨床「症狀」

沒錯！「坐骨神經」的確是一條神經，它源於腰臀部的神經叢中，往下穿過屁股的中間，一路延伸到後小腿、最後到達腳底，是全身最長的一條神經，並負責下肢 60％以上的運動與感覺功能；而且，當坐骨神經的源頭被壓迫時，也真的會有麻、電、沒力的感覺。

那，「坐骨神經痛」又是什麼呢？

坐骨神經痛是一種**臨床的「症狀」，而不是「診斷」**；舉凡腰背屁股痠痛，且延伸到大腿、小腿、腳背或腳底的感覺，都叫做坐骨神經痛。舉例而言：

「頭痛」是症狀，「偏頭痛」、「緊張型頭痛」是診斷；

「腹痛」是症狀，「胃炎」、「子宮內膜異位」是診斷；

「腰痛」是症狀，「椎間盤突出」、「脊椎滑脫」是診斷。

所以，坐骨神經痛不是一個疾病的名字，而是「症狀」；在這個症狀的背後，有至少十種以上的「診斷」，會產生類似的臨床表現。

📍 重點在「診斷」是什麼？

必須說明的是，大部分會產生坐骨神經痛的「診斷」，反而與這條坐骨神經無關！

那，有哪些常見、卻跟坐骨神經無關的「診斷」，會產生坐骨神經痛的「症狀」呢？

梨狀肌症候群→是**肌肉**、**筋膜**的問題。

腰椎小面關節症候群→是**關節**的問題。

薦髂關節疾患→是**關節**的問題。

髂腰韌帶著骨點損傷→是**韌帶**、**骨膜**的問題。

這些診斷，都有其相對應的治療方式；但唯一確定的是，不需要去治療坐骨神經這條神經。

英文的坐骨神經痛，叫做 sciatica（症狀）；而坐骨神經受傷所引起的神經痛，則稱為 sciatic neuralgia（「坐骨神經的神經痛」，診斷）。兩者用詞大不同，也比較不容易混淆。

下次，如果醫師說，你的問題是坐骨神經痛時，建議不妨試試進一步詢問：

「是的，醫師。但請問我坐骨神經痛背後的「診斷」是什麼呢？」

坐骨神經痛 神經沒在痛

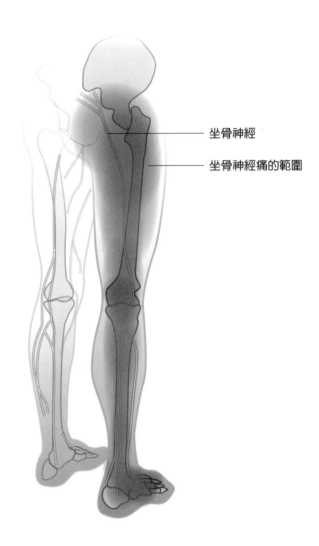

坐骨神經

坐骨神經痛的範圍

💬

坐骨神經，是全身最長的一條神經；而坐骨神經痛，則是一種臨床症狀的描述，未必與這條坐骨神經有關。

原來，腰痛也有不為人知的另一「面」？

你的腰痛，怎麼找也找不到病根嗎？不管怎麼治都無法斷根？如果，困擾、糾纏你的腰痛符合以下幾個條件，就要請你仔細讀讀下面的介紹了。

♀ 非典型腰痛

1. 你的腰痛會伴隨類似坐骨神經痛的症狀（屁股與大腿後側痠麻，或是沿著大腿外側延伸到小腿外側、腳踝等部位），或僅只有屁股大腿痠，而腰不太會痛；然而，無論是電腦斷層（CT）、磁振造影（MRI）或是肌電圖檢查，都找不到充足的神經壓迫證據。

2. 你的腰痛在清晨起床時，有時會緊緊的，但檢查僵直性脊椎炎卻又正常；或是在彎腰時覺得緊緊痠痠的（不太痛），但挺腰時（伸懶腰、彎腰刷完牙起身、打球拉竿等動作）卻特別的不舒服。

3. 你的腰痛即使接受一般的物理治療（熱敷、電療、牽引等），或徒手矯治後，療效仍不明確，甚至症狀還會加劇。

4. 你的腰痛經 X 光檢查，發現有些微的「滑脫」現象；雖然曾經嘗試許多保守治療，但效果不佳，卻又還沒有達到開刀的標準。

5. 你的腰痛即使接受過各種脊椎注射，如類固醇、B$_{12}$、雷射、高頻電波或熱凝療法、尾椎進針（骶孔）注射、葡萄糖增生注射等，效果都還是很短暫（少於 2 個月），或者是不明顯。

　　若你遇到這種找不到、治不好的腰痛，建議暫時放下手邊的工作，花點時間，好好了解這腰椎不為人知、鮮少被討論的另一面：小面關節（facet joint），或是專業上稱的 Z 關節（z joint, zygapophyseal joint）。

♀ 退一步，往後看

　　我們都知道，腰椎是一塊一塊疊起來的骨頭；我們也知道，在兩塊脊椎骨中間，夾著一塊像盤子形狀的軟骨，也就是一般所說的「椎間盤（intervertebral disc）」。許多時候，當腰痛、或下肢痠麻時，醫師常會告訴我們這是椎間盤突出，壓迫到神經了。

　　然而，隨著各種基於上述診斷而安排的治療，紛紛看不到明顯效果時，是否可以嘗試把看問題的角度，稍稍挪移到脊椎的「後山」去，定眼一瞧……喔！原來，兩塊脊椎骨中間，不是只有椎間盤這塊軟骨相接，還有左、右各一個、面積很小、走向不一，結構卻很像膝關節的組織，一直默默地在為脊椎日夜工作。這，就是小面關節。

　　這對小小「左右護法」，經過長年累月的疲勞（外傷、過度使用、手術後影響等等），也會向膝關節一樣有「退化」、受損的現象，進而產生類似前述 1 ～ 5 項的臨床症狀（如圖）。

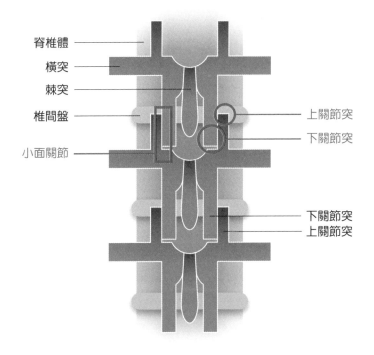

脊椎體

橫突

棘突

椎間盤

小面關節

上關節突

下關節突

下關節突
上關節突

腰椎由後向前看的示意圖，每節腰椎的背後都有上下各一對關節突。而上一節的下關節突，與下一節的上關節突交接處，便是小面關節，這就像啦啦隊比賽疊羅漢，上面的隊員踩在下面隊員的肩膀上，而下面隊員用力以手hold住上方隊員的腳，維持整座疊羅漢的穩定度。

難確診？有撇步！

　　這難纏的腰椎小面關節疾患，約占慢性下背痛的 15 ～ 20%；換句話說，每 5 ～ 6 位下背痛的患者，就可能有一位是小面關節的問題。只是，因為小面關節的確診並不容易；很可惜的，反而在一般臨床診治的過程中，相對較容易被忽略。

患者通常會表現出類似坐骨神經痛的症狀，但理學檢查、神經根癥候、肌電生理檢查卻往往是正常。若要確認診斷，有兩種方式：一是使用局部麻醉劑，在影像引導（X 光機、高階超音波）下作「診斷式阻斷（diagnostic blockade）」；另一種則是「治療式診斷（therapeutic diagnosis）」，先排除其他腰痛原因，再以小面關節疾患為診斷的前提下先行治療，若症狀有明顯改善，則證明確為此症。

手術外，新選擇

一般的物理治療對於小面關節疾患的效果並不顯著，但核心肌群的訓練，對於減輕小面關節的力學負擔，有一定的貢獻。至於介入治療的主流，目前多集中在類固醇注射、內分枝神經阻斷（medial branch block）、高頻電刺激（RF）等模式。

萬一上述治療模式效果並不理想，以超音波引導，將富含生長因子的自體血小板血漿（PRP），注入腰椎小面關節內與周邊組織，理論上「可能」有助於降低關節發炎，部分修補受損的關節囊組織，並改變關節周邊的力學傳遞方式，減輕關節的機械性負擔，與降低疼痛。是在手術之外，可以考慮的選擇[1]。

---

[1] 腰椎小面關節的 PRP 注射影片 https://www.youtube.com/watch?v=f3MSkq79rt4

腰背痛

膏肓痛，很難醫？

膏肓疼痛，不一定代表心肺異常，反而常與背部一條神經被纏套有關。診斷雖然不容易，但治療上卻有新的解套之道。

📍 痛在膏肓 ≠ 病入膏肓

「醫師，我膏肓痛很久，有醫師看到沒醫師，排檢查，排到都像找碴了，我是不是……沒救了？」患者說。

「嗯……你是指，『病入膏肓』這句成語嗎？」我謹慎地詢問。

「對呀，快掛了的人不是都會膏肓痛嗎？」憂鬱與無奈，在患者的蹙眉之間，展露無遺。

「唉呦，你會錯意了啦！」我趕忙解釋。「其實病入膏肓這句詞，是指心肺功能衰竭之前，會有類似傳導痛的感受，放射到左背部靠近膏肓的地方；你是右側中背疼痛，除非你心臟是在右邊，否則跟這成語沒有太大關係啦，你多慮了！」

「右邊、左邊……喔，對吼！」

三・條・線。

📍 芒刺在背，神經糾結

擦去微沁的汗水，醫病雙方都如釋重負；經過病史探詢與理學檢查，初步排除了胸腔內部、胸椎與肋骨的病理問題。然而，發現患者背部肌群裡，有一條由上而下的繩索狀壓痛區❶。經由高階疼痛超音波檢查，我轉向患者說明：

「你長年芒刺在背的原因，很可能是背部一條神經被纏住了！（如下圖）」

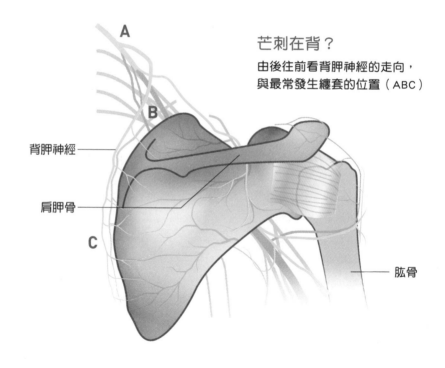

芒刺在背？
由後往前看背胛神經的走向，
與最常發生纏套的位置（ABC）

A
B
背胛神經
肩胛骨
C
肱骨

---

❶ 詳見本篇《太「扯」了！高爾夫球肘竟是「神經纏套」？》P.137。

「啊？神經被纏住，那為何會一直檢查不出來呢？」患者十分疑惑。

我微笑道：「老實說，到目前為止，還沒有一個醫界公認的 100% 確診方式；有時候，甚至連精密的肌電圖、神經傳導檢查，都還不一定能全部找出來呢。」

「喔，難怪其他醫師都說我的核磁共振看起來很正常啊！」患者說。

「對，因為你的頸椎軟骨與神經，其實是正常的。」我繼續補充：「所以，有時候，第一線的臨床醫師就必須被迫在資訊缺乏的狀況下，憑著病史、理學檢查，與高階超音波的影像輔助，來為患者下一個神經纏套的臨床診斷。」

「原來如此！醫師，我了解了；那，神經纏套的原因是什麼呢？」患者問。

📍 筋膜緊繃，長僵三狹

「原因其實不少，但最常見的是你長期過度或錯誤使用，使肌肉群疲勞；而緊繃的筋膜，把經過或穿過的神經給扯住、沾黏了。」我指著常見的狹窄處，繼續說明：「長期僵硬的筋膜組織，會在神經的特定位置發生纏套；這些神經被夾擠的地方，好比河流經過狹窄的河道，因受制地形的擠壓，而產生淤積、亂流的現象。專業上，我們稱之為『纏套性神經損傷（entrapment neuropathy）』。」

「這樣喔！」患者回答。

⚲ 導引解套，輕舟萬山

我接著說：「嗯，在神經纏套的初期，標準的物理治療、適度的伸展、拉筋等，或是在緊繃的筋膜上施做乾針治療，通常都還能收到不錯的效果。」「然而，萬一沾黏或纏套達到一定的程度時，用上述的方式，就只能暫時緩解症狀，卻無法幫受陷的神經脫困了。」

看著患者專注聆聽的眼神，我一鼓作氣，乘風而下：「此時，以高階超音波影像引導，在神經纏套的部位，做神經解套注射（nerve hydrodissection），逐步將緊縮、糾纏在神經周邊的筋膜或結締組織撐開，彷彿為堵塞的河道清開所有淤積的泥沙，頓時千里一日，神經終於豁然開朗、通行無阻，正是：

「兩岸解套停不住，神經已過萬重山！」

何謂「繩索狀壓痛區」？

臨床上，神經纏套區周邊的筋膜，常沿著神經的走向而緊繃起來，形成一條類似繩索般的敏感組織，在觸壓時會趕到莫名痠痛。此現象在眾多影像檢查都無法確認神經纏套的診斷下，顯得特別重要。

腰背痛

腰椎手術後還是痛，怎麼辦？

腰椎手術後，周邊筋骨系統內部傳遞力量的機制產生了巨大的改變；這看不見，照不出來的力量失衡狀態，常是疼痛的始作俑者……

📍 明明醫師說 X 光看起來很好，為何腰還是會痛？

腰椎手術後，患者還是感覺疼痛，的確令所有人沮喪：病患覺得開刀沒有解決問題，甚至問題更大；醫師則覺得花了這麼大的工夫，把病患腰椎開得這麼好，檢查起來也沒有什麼神經學的損傷，為什麼還要來質疑他？

📍 到底誰才是對的？

其實都對。開刀醫師的確盡心地將壓迫神經的組織移除了，將不穩定的椎骨固定了，照理來說也應該不會再痛才對……但病患也是對的，他的疼痛、抽筋、麻木、無力，不是變質了，就是仍然存在。沒有人會沒事在醫院等好幾個鐘頭，就只為了告訴醫師其實並不存在的疼痛與不適。

那麼，究竟是什麼地方出了問題呢？

答案不只一個，但往往是「力量」。

📍 腰椎手術後，局部力學環境的改變與對應的臨床症狀

由於手術後，腰椎附近的組織經歷了一場大規模的再造與重整，加上腰椎本來就是體重集中區之一，使得手術後周邊組織，包括肌肉、肌腱、筋膜、韌帶等，其承受力量的大小、模式都改變了；於是，原本「設計」來承受 10kgw 的韌帶，可能現在卻要承受 25kgw 的力量。而當結締組織感受過多的壓力時，在臨床上便會產生以下幾種症狀：

1. 痠，而非痛

身體為了接收內外不同的訊息，在末梢神經裡羅布了各種不同的感覺受體（receptors），而腰椎手術後所感受的「痠」，便是局部結締組織內壓過高，刺激負責傳遞壓力感的機械性受體（mecharo-receptors），而持續釋放出訊息所致❶。

2. 背部僵硬

這一方面是因為手術固定，或疤痕收縮後的自然感受，但也可能是「著骨點」（俗稱骨膜❷）無法承受力量，必須依賴周邊肌肉持續收縮才足以應付新形成的力學環境，因此肌肉才會持續緊繃。此時若以推拿、按摩或肌筋膜疼痛注射（myofascial trigger point injections）將肌肉緊繃緩解，將只是暫時解除症狀而已。由於著骨點受壓過大的根本原因未消除，代償性肌肉緊繃所帶來的僵硬感還是會再出現。

3. 麻木感

　　一般民眾總以為「麻」一定是神經壓迫的症狀，但這只是其中一種原因而已。事實上，無論是肌肉、肌腱或韌帶等組織，都有屬於自己特定的「傳導痛模式（refer pain patterns）」也就是說，當這些組織（或著骨點）受刺激時，身體會在組織所在位置之外的地方感受到「奇怪的感覺」，一般會將這種感覺描述成「麻」、「怪怪的」、「痠軟」等，所以脊椎手術後的麻木感，有可能且經常是周邊著骨點受壓過高，在刺激下所產生的。

4. 無力感

　　除了外科手術後所引起的肌肉失用性萎縮（disuse atrophy）導致的無力感之外，「反射性的肌肉抑制（reflex muscle inhibition）」更值得重視。當腰背著骨點承受力量過大時，組織內的機械感受器或痛覺感受器便會被刺激，除了將生理訊號上傳，分別產生「痠」與「痛」的感受之外，這些訊息也會在脊髓階段引發抑制性的下行指令反射，強迫抑制會使感受器受激的相關肌肉功能，以達到保護組織免於損傷的目的。

　　因為此途徑屬於自主意識無法控制的反射路徑，所以會讓患者感受到「明明想用力，卻使不上勁」的無力感。根本治療此症的方式，除了以復健運動增加腰背肌力之外，更重要的，還是根本解決著骨點機械力不足的情形。

5. 變天就知道，變天更難過

　　一般講的「變天」，指的是下雨或颱風要來之前的現象，這個現象背後主要的變化，便是外在的大氣壓力。為什麼大氣壓力與痠痛有關呢？有此一說：因為著骨點有病變的組織，其末稍循環的灌流（perfusion）能力較差，而灌流能力（指循環系統供給特定組織血流的能力）的關鍵因素之

一，便是末梢循環的壓力。這個壓力提供者，除了心血管系統之外，體外的大氣壓力卻往往被忽略，對於末梢血循正常的人來說，氣壓的些微變化根本感受不到；但著骨點血循差的人，這樣的小小改變就足以讓組織暴露在缺氧的狀態下而受苦了。

6. 才走幾步就愈來愈沒辦法走

此現象在臨床上稱為「間歇性跛行（intermittent claudication）」。醫學界對此症狀的真正原因未獲得共識，一般認為是腰椎神經管（spinal canal）在步行當中逐步產生管腔狹窄的現象，使局部神經缺氧，而產生跛行的現象。

另一種說法則與著骨點較有關係：因為行走時著骨點無法承受外力，以至於要依賴腰椎周邊肌肉來維持行走的姿勢；但由於負擔過大，在行走一段距離後肌肉產生疲勞狀態與局部缺氧，不得不坐下來休息，讓肌肉內血流回復，才能繼續走下去。

♀ 追根究柢強化著骨點

針對上述的症狀，我們已知腰椎手術後，若能有效地加強關鍵著骨點的強度，將可根源性的改善疼痛病況，同時也能讓緊繃的周邊肌肉群放鬆，增加步行距離，減少無力感。而目前最能使著骨點機械力增加方式，包括 PRP 再生注射與葡萄糖增生注射兩種療法。前者因同時具有抑制細菌孳生的特性，可以更進一步降低因術後局部注射所可能引發的感染風險，因此成為我建議的治療首選❸。

臨床上，PRP 在腰椎術後的使用屬於多點注射模式（如下圖），在某

些特定的注射部位，還必須依賴超音波等影像的引導，才能精準地將 PRP 注射在標地組織，讓療效最佳化。

不過，萬一若患者有心理上懼怕注射的情形，也可以考慮以物理治療中「低劑量脈衝式超音波治療（low dose， pulsed ultrasound diathermy）」作為替代的治療模式，許多動物實驗已證實， 這種物理治療模式也可以增加著骨點的再生作用。

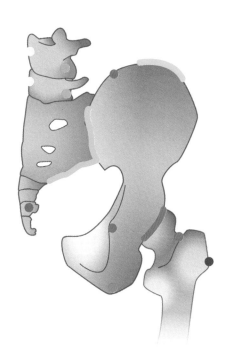

腰背痛常見的再生注射著骨點

　　L4/5 腰椎棘上韌帶著骨點
● L4/5，L5/S1 小面關節囊韌帶
● 髂腰韌帶之髂著骨點
○ 腰方肌之髂著骨點
● 後薦腸韌帶著骨點
● 薦骶韌帶著骨點
● 薦棘韌帶著骨點
● 薦隆韌帶著骨點
● 後髖關節囊韌帶著骨點
● 臀肌群大轉子著骨點

❶ 萬一組織內壓再提高，導致結構性的破壞或發生，便會刺激另一種「痛覺受體（nociceptors）」進而產生「由痠生痛」的感覺。

❷ 何謂「著骨點」？著骨點，又稱為接骨點（enthesis），是結締組織中筋與骨交接之處，也是力量在筋骨系統中傳遞穿梭的必經之路；當外在力量過荷時，著骨點的界面特質，會使它較容易產生結構上的損壞，進而導致局部的疼痛症狀。

❸ 請見《Chapter4 完全搞懂 PRP 治療》P.195。

髖關節退化，
除了止痛只能等開刀？

髖關節退化，除了吃藥、換關節，現在還有新醫
療方式可提供選擇——打 PRP！

患者：醫師，我該邊（鼠蹊部）這裡會緊緊痠痠的，要翹二郎腿好像
會卡住喔；啊有時候大腿前面一直到膝蓋，也會隱隱覺得不舒服。不過膝
蓋照 X 光，卻又沒怎樣，這到底是怎麼回事啊？

潘醫師：好，我們來檢查看看。

（經過病史探詢、理學檢查、以及髖關節 X 光攝影之後）

潘醫師：嗯，你的問題是髖關節退化了。

患者：髖關節退化？唉呦，不是吃止痛藥，就是等開刀啊！

潘醫師：不然。至少，現在不再是如此了。

新觀念、新選擇

髖關節退化，除了吃藥、換關節，現在還可以打 PRP ！

髖關節退化，不但會疼痛，且活動度明顯受限，無論蹲廁所、跨步上樓梯或高底盤的休旅車，乃至於日常運動，都十分不方便。

以往傳統的西醫治療，大多集中在吃藥、換人工關節手術上，中間幾乎沒有任何方式可以緩解患者的痛楚。然而，髖關節退化的治療原則，已經因為近年 PRP 新技術的引進，根本改變了以往侷限的治療思維。

義大利佛羅倫斯大學的骨科團隊，強調了一個重點：**迄今，仍沒有任何一種人工關節，可以保證終身使用**。因此，在選擇以手術治療髖關節退化之前，醫師應盡量想辦法以非手術的方式，在得以兼顧疼痛緩解、功能提升的前提下，盡量延緩患者置換關節的時程。而目前真正有實證可以達到此目的的治療，作者提出了兩種：

1. 超音波引導之髖關節 PRP（富含血小板自體血漿）注射；以及

2. 超音波引導之髖關節玻尿酸注射。

因此，針對髖關節退化，我們建議的治療流程如下：

第一線，先以藥物治療、物理治療來處理。若無效，則採 PRP 注射療程。若有療效但未完全，則考慮追加玻尿酸注射。

之所以將玻尿酸注射擺在後面，主要是考量到法規上所謂「仿單外使用（off-label use）」的限制（請參考《第五篇 筋骨注射玻尿酸》）。

小提醒！

選擇施打 PRP 前，最好請先確認醫師是否為有經驗的 PRP ／超音波專業醫師。

在台灣，衛生福利部將玻尿酸關節注射劑的臨床適應症，只條列了膝關節、肩關節兩個位置；換句話說，如果要將玻尿酸施打在髖關節，必須同時具備以下幾個條件，才符合其醫療上的正當性與妥適性：

A. 保守療法均無效或療效不佳。

B. 未達手術標準，或身體狀況不允許手術。

C. 可能的療效，需遠大於可能的副作用。

因此，若患者需要注射髖關節玻尿酸，最好是先施打過 PRP，再予以治療。

註：髖關節退化之 PRP 注射影片 https://www.youtube.com/watch?v=YgKixlEpAzM

髖臀痛

壞而不死？
髖骨壞死，PRP 有機會！

面對疼痛，許多患者之所以選擇開刀治療是因為不知道還有其他有效的非手術治療；髖關節壞死的治療，就是最好的例證。

面對嚴重的疼痛，很少人喜歡開刀，最後之所以會選擇手術，多半出於無奈。然而，隨著醫療的進步，很多原本需要開刀的病症，現在早已有了不必開刀的新選擇；此時，若你還是選擇走向開刀房，也只能說：Sorry，不是我們做不到，而是你……不知道。

「唉……」這是門診患者經常發出的嘆息，因為往往都是手術過了之後前來就診，才發現原來之前是有機會可以不必挨這刀的。而髖關節壞死，就是最好的例證。

◉ 我們想看到你的微笑，而非嘆息

Andy 是某外商公司的經理，因車禍髖骨骨折，經過鋼釘固定後二年疼痛逐步加劇，經骨科醫師診斷出髖骨缺血性壞死，並建議他換人工關節，

但 Andy 一開始沒有接受。

這段期間，Andy 以吃中藥、針灸以延緩關節壞死的時間，並發現 PRP 可以治療髖關節壞死的相關文獻。然而，問了台灣很多骨科、疼痛科及復健科醫院，少數有引進 PRP 的醫院都告訴他，髖關節無法注射 PRP 或玻尿酸（但 Andy 看國外的文獻，明明是可以用超音波導引進行髖關節注射的）。

終於，Andy 找到了我，經過詳細的診察與充分的溝通，從 2013 年 6 月 24 日展開了 PRP 治療 Andy 左髖關節壞死療程。

現在，Andy 的左髖還是沒有接受人工關節置換，而且經過了 PRP 注射，疼痛感減少 50%，緊繃感減少 40%，藥物依賴更降了 60%；他對於在台灣能夠接受到與國外頂尖醫學中心相同的先端治療感到滿意，並感謝我們這 5 個月來的耐心及細心診治。

所以，我們很樂意跟你分享 Andy 的故事，並且盼望看到更多患者的微笑，而非嘆息。

註 1：並非所有髖關節壞死的患者都適合施打 PRP 注射。即使適合 PRP 治療的患者，也未必在注射之後一定會有明顯改善。請與你的醫師深入討論，再決定是否要接受此類療法。

註 2：髖關節壞死之 PRP 注射影片 https://www.youtube.com/watch?v=rBUoYJ9xqCc

髖臀痛

該邊痠？外大腿麻？
小心「皮神經」被糾纏

被「皮神經」糾纏，會讓你麻麻的、癢癢的、刺刺的、痠痠的、緊緊的；看似不嚴重，然而一旦問題累積久了，症狀可能會變質。

髖部痠緊，一定是髖關節的問題嗎？

大腿外側麻，一定是腰椎長骨刺嗎？

你的髖關節治療，效果還算不錯；但，總覺得好像還差那麼一點點進步空間嗎？

📍 不起眼的關鍵配角

在治療髖關節疼痛的過程當中，外股皮神經的纏套損傷（entrapment neuropathy of lateral femoral cutaneous nerve），往往容易被忽略。

顧名思義，此神經走在大腿（股骨）外側的皮下組織內，屬表淺型的神經；更重要的是，此神經只負責感覺，並沒有支配所行路徑中任何的肌肉。於是，當此神經被周遭結締組織綑綁纏套時，不太會有肌肉無力或萎

縮的現象，而只是麻麻的、癢癢的、刺刺的、痠痠的、緊緊的這樣。

　　一般國人，面對這種「等級」的不適，大多會忽略，要不就忍耐；因為……這「好像不是很嚴重嘛」，哈哈！（傻笑）

📍 表裡不「醫」 顧此失彼

　　沒錯！是不嚴重，但問題出在，**一旦問題累積久了，症狀可能會稍微變質。**

　　首先，持續受纏的神經會引發筋膜長期緊繃，進而改變了周邊肌肉群使用的方式，走起路來就是不太對勁；這就好比管絃樂總譜裡，幾個小地方被偷偷動了手腳，而指揮在不知情下仍忠實地按「新譜」帶著整個樂團演奏；結果呢？台下聽眾聆聽起來，雖不至於荒腔走板，但就是不順耳。

　　更深一層來看，如果「表面」的神經纏套，是伴隨著髖關節「裡面」退化、壞死等問題而來；而就算關節「裡面」的狀況，隨著「裡面」的治療（關節腔注射或微創手術）而得到改善，患者還是會因為「表面」這條神經還沒接到關愛的眼神，而覺得哪裡似乎缺了一塊，彆扭彆扭的。

　　換言之，「好像不是很嚴重」的神經纏套，打亂了肌肉協調性，走起路來怪怪的；這怪，可不容易找到源頭喔。既然找不到病根，痠痛要更好，就難了。這樣，算嚴重嗎？

痠麻怪緊 揮之不去

此外，皮神經受纏所導致的大腿、外髖部異樣感覺，經常被認為是腰椎骨刺壓迫神經所造成的；可惜，經過熱敷、電療、拉腰等物理治療，好像不會對纏套的皮神經起多大的幫助。

雖然，這異感稱不上致命，但如果你有運動的習慣，無論是跑步、騎車、健身，游泳，這卡卡、異樣的感覺，還是很困擾；特別是那種「怎麼搞，怎麼都不會好」的心頭陰影，最讓人心煩。

說來說去，那，該怎麼辦呢？

進針解套 豁然開朗

傳統治療方式，除了局部減壓（褲帶放鬆／筋膜伸展）、物理治療之外，還包括局部類固醇注射、高頻電刺激等；不過，超音波引導下的解套注射，也是一個不錯的選擇。

針對外股皮神經纏套損傷，2011 年，美國 USU 大學發表了以超音波引導的外股皮神經解套注射（ultrasound-guided hydrodissection of lateral femoral cutaneous nerve）治療，提供此症一個更安全、更方便、或許更有效的治療選擇（如下圖）。

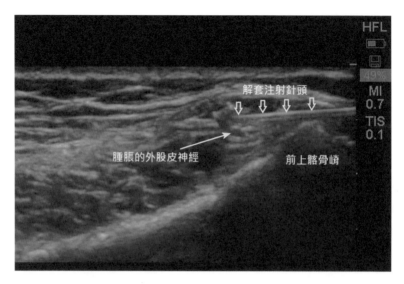

解套注射針頭

腫脹的外股皮神經

前上髂骨嵴

外股皮神經解套注射的超音波橫切面影像

　　圖中顯示，皮神經的橫截面內有一束顯得特別腫漲（黃色長箭頭），造成患者有鼠蹊部不適、大腿外側痠、麻、緊繃等症狀。而利用高階超音波的導引，可將針尖（黃色短箭頭）精準地推進到腫脹神經的周邊，再以解套液將纏住神經的筋膜或結締組織剝離，達到穩定神經、預防沾黏、緩解麻痛等療效。

　　你的髖關節治療，效果還算不錯；但，總覺得好像還差那麼一點點進步空間嗎？

最後半哩路，可能就藏在表皮下！

醫學文獻：Ultrasound-guided percutaneous neuroplasty of the lateral femoral cutaneous nerve for the treatment of meralgia paresthetica: a case report and description of a new ultrasound-guided technique. Curr Sports Med Rep. 2011 Mar-Apr;10（2）:99-104

膝蓋打針打不好，是韌帶鬆掉？

關節退化，不就是軟骨磨損，發炎積水嗎？怎麼會
跟韌帶有關係？答：不但有關，而且大有關係⋯⋯

你因膝蓋退化所苦，但在關節裡打玻尿酸、PRP 都不會好嗎？你的膝蓋不但痛，而且會喀啦喀拉、磨來磨去嗎？

小心，「磨」鬼可能藏在「韌帶」裡！

關節門神 年久失修

咦？關節退化不就是軟骨磨損，發炎積水嗎？怎麼會跟韌帶有關係？

是的，韌帶是一種強韌的結締組織，負責締結關節兩邊的骨頭，以維持關節的穩定度；關節的正常使用，在提供肢體活動度的同時，也必須兼顧穩定度。而從力學結構的角度來說，**韌帶系統可說是關節穩定與否的守護神**（另一守護神為肌筋膜系統）。

至於韌帶的損傷，一般的理解，是必須受外力強大的衝擊，如車禍、

跌倒、被撞時，才會受傷的組織。這樣強韌的組織，怎會與關節退化有關？

不但有關，而且大有關係！原來，韌帶並非只因為一次性的強大拉扯才會受傷；相對地，**經年累月地、反覆性的過度使用，也會使韌帶「退化」❶**。

退化的韌帶因強度不足，無法維持關節的穩定度；而不穩的關節，在使用或活動時，會直接或間接地增加關節軟骨的摩擦，或刺激滑膜增生發炎，而成為退化性關節炎發展的重要原因：

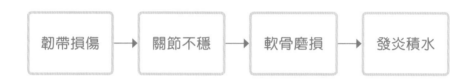

韌帶損傷 → 關節不穩 → 軟骨磨損 → 發炎積水

📍 疼痛交叉 無力代償

不過，既然韌帶退化鬆弛是漫長的過程，那為何關節退化有時會突然痛起來？

大哉問！

在漫長的韌帶鬆弛過程中，一直默默從旁協助穩定關節的是另一位守護神，也就是關節周邊的肌筋膜系統。這兩套系統，經常彼此支援或共同使用，以發揮關節最大的功能。

---

❶ 退化＝組織受損而修補不全的狀態，請參考《Chapter2 退化是老化？！》P.58。

　　尤其在韌帶系統退化之際，肌筋膜系統更會挺身而出，將關節穩定的大任往自己肩上挑。於是，當我們肌力充足時，即使韌帶逐漸鬆弛，表面上，關節還是不會有疼痛的症狀；換言之，在此時期，韌帶的問題是潛藏的，並不易察覺。

　　但無論是因年齡增長或是代謝失調，在生命的某個時刻，肌力會下降到一個程度，一個再也無力一肩扛起穩定關節重任的程度；這時，韌帶的損傷鬆弛問題才會忽然爆出檯面，而關節的疼痛，也往往在此交叉點呈現出來。

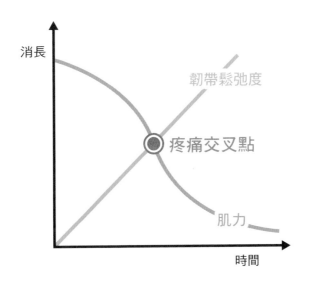

　　關節退化之所以會痛，有時與韌帶鬆弛有相當關連性；而之所以會在退化過程中某個時間點產生疼痛，主要是因為肌力的下降程度，恰好不夠代償韌帶鬆弛所造成的關節不穩定（疼痛交叉點），導致關節發炎、神經受激，進而引發疼痛。

◉ 注射修補　再造肌力

按照這個新觀點，關節退化的治療，除了填補、潤滑缺損的軟骨，以及降低關節內的發炎之外；要讓整體治療更完善、更周全，就還有兩椿大事要做：好好對待兩位「守護神」！

1. 修補受損鬆弛的韌帶系統。

2. 增強無力的肌肉與調整紊亂的筋膜系統。

由於韌帶本身並無法經由訓練而強化，通常需醫療的外力介入（注射治療、手術）才能完成；而且，因韌帶多位於關節深處，介入性的修補注射，往往要仰賴高階超音波的引導，將高濃度的葡萄糖（增生療法），或富含生長因子的血小板血漿（PRP），注入受損鬆弛的韌帶之中，以提升關節的穩定度（請見下一篇文章說明）。

你因膝蓋退化所苦，但在關節裡打玻尿酸、PRP 都不會好嗎？

你的膝蓋不但痛，而且會喀啦喀拉、磨來磨去嗎？

不妨找你的「守護神」問問看吧！

膝腿痛

SOS ！膝退化
常需修補的韌帶有哪些？

前面剛說，膝關節退化可能與韌帶受損有關，那
我該了解哪些膝韌帶呢？

🎯 冠狀韌帶（ coronary ligaments）

內側冠狀韌帶（如下頁圖所示），是內膝痛容易忽略的治療部位之一。

它位於膝關節半月軟骨（meniscus）的下方，副韌帶（collateral
ligament）的深層，並擔任半月軟骨的外圍穩定角色。一旦冠狀韌帶受損，
就可能導致半月軟骨的不穩定，進而造成局部疼痛、骨刺生成、關節軟骨
破損、甚至形成腱鞘囊腫（如 Bakers cyst 貝克氏囊腫）。

冠狀韌帶的損傷，因為難以用 X 光或電腦斷層來診斷，所以過往都是
以局部壓痛來做臨床診斷。隨著科技進步，目前已可用高解析度的超音波
來做影像評估，並進而做導引的注射治療（增生注射、PRP 注射等）❶。

如果你的膝痛一直治不好，又大多集中在內側關節邊緣，可以考慮請
醫師評估，是否冠狀韌帶出了狀況。

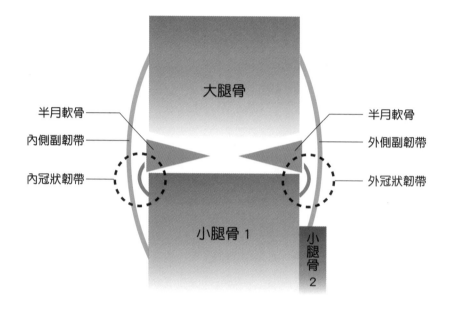

半月軟骨

內側副韌帶

內冠狀韌帶

大腿骨

半月軟骨

外側副韌帶

外冠狀韌帶

小腿骨1

小腿骨2

後十字韌帶（ posterior cruciate ligament, PCL ）

前、後十字韌帶位於膝關節的最深處，兩條韌帶交叉成十字型，分別負責膝關節前後向，以及急停扭轉時的穩定功能，是非常強韌的組織。

一般對後十字韌帶的理解，是一條只有在接受強大外力衝擊，如車禍、跌倒等時，才會損傷的韌帶。

但是最近的新觀念，則直指 PCL 在慢性膝關節疼痛中的關鍵角色，尤其是伴隨「不穩定感」、「間歇性無力」、「蹲踞困難」，甚至「前、後方疼痛」等之前認為的「非特異性（non-specific）」症狀。

左膝關節側面示意圖

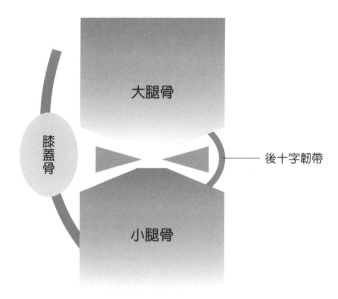

除了症狀的表現，在理學檢查上，因 PCL 鬆弛而導致的慢性膝關節疼痛，除傳統的推拉測試（draw test）之外，俯床懸緣測試（如下圖），也是高敏感度的 PCL 檢查。

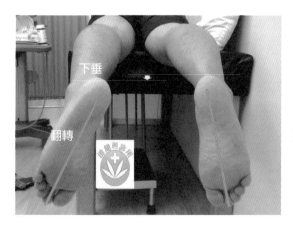

💬
鬆弛的 PCL，可能會讓患側足在俯床懸緣時，因韌帶強度的不足，而呈現些許下垂翻轉的徵象（與健側比較）。

當然，MRI 或高階超音波，更是確認診斷極佳的影像工具。治療上，如果 PCL 完全斷裂，自然是以手術修補為主；但若只是鬆弛、薄化，或是部分撕裂傷，則可以考慮以高階超音波引導，作 PCL 的 PRP 再生注射（如下圖），或葡萄糖增生注射❷❸。

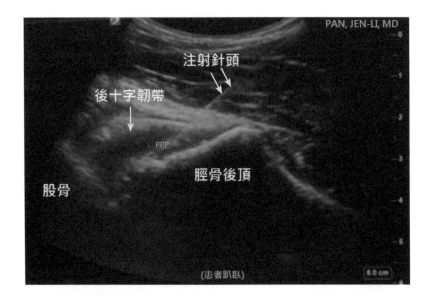

　　所以，當你因退化性關節炎、膝關節鏡手術後或是外傷造成膝關節疼痛，卻經過各式治療無效（「關節腔」玻尿酸，甚至「關節腔」PRP 注射）時，可能需要請專業的醫師進一步評估，看看是否有 PCL 相關的問題。

❶ 內側冠狀韌帶之 PRP 注射影片 https://www.youtube.com/watch?v=uuFyipG5kf4
❷ 請參考《Chapter4 後十字韌帶撕裂，注射 PRP 後充分癒合》P.227。
❸ 後十字韌帶之 PRP 注射影片 https://www.youtube.com/watch?v=-5iCb1YAyqg

膝腿痛

膝蓋換人工，開刀後還是痛？

看不見的痛，更令人心痛；不但很難拿出來跟醫護人員溝通，有時候連親友都不一定能夠諒解與體會。

別人開完刀都好好的，為何我還是痛？

根據 2014 年發表在《關節置換手術（the Journal of Arthroplasty）》期刊的研究指出，即使科技進步，許多骨科醫師也很用心開刀，仍有 15% ～ 20% 的患者對手術不滿意。

對手術不滿意的原因，主要包含：

1. 手術過程不舒服；
2. 術後疼痛；
3. 持續地關節活動度受限。

術後疼痛確實困擾；大部分的患者，在術後的初期，多半會當作是開刀後的傷口疼痛，只要假以時日，自然會不痛了。然而，隨著時間不斷流逝，疼痛卻一直如影隨形，心中的疑雲，就愈來愈瀰漫開來。

最讓人困惑的，莫過於跟開刀醫師反映時，醫師都會看著 X 光說：「開的很好啊，回家好好做復健就好了。」

「可是，做復健效果真的很有限，真不知道該如何走下去……」病患與家屬的焦急，我們都聽到了，但骨科醫師的無奈，也完全能夠理解。我們絕對相信，骨科醫師無論在術前評估、術中執刀、乃至術後追蹤上，都已經盡全力了，且 X 光應該也是正常的；但我們更願意相信，那發生在患者身上的疼痛，也是紮紮實實地存在著。

的確，看不見的痛，更令人心痛；不但很難拿出來跟醫護人員溝通，有時連親友都不一定能夠諒解與體會。

◉ 問題來了！痛到底「藏」在哪？

關節置換手術後疼痛的原因其實不只一種，舉凡骨頭排列不對軌（malalignment）、無菌性鬆脫（aseptic loosening），甚至是術後感染、置換物磨損等；這些原因，大多都能被細心的骨科醫師找出來，並妥善的處理好。問題在於，**仍然有一小部分的疼痛，實在很難用 X 光、抽血、核醫掃描等儀器檢驗出來**，而「神經纏套」損傷，是其中最重要的例子之一。

2015 年《臨床骨科研究》期刊，便由美國梅約醫學中心（Mayo Clinic）麻醉科發表了一篇關於膝關節置換後，患者因神經纏套而持續疼痛的重要研究報告。

此研究收錄了 16 位膝關節置換後，膝內側持續疼痛的患者。經理學檢查與高階超音波診斷，發現是膝關節內側的「隱神經」受到了纏套損傷。而經由超音波引導的解套注射（類固醇）後，75% 的患者都感受到明顯的改善。

除了類固醇之外，PRP 也是一個很好的解套注射劑；因為 PRP 中有著能夠讓神經修補的生長因子，對於因手術後伴隨而生的神經損傷，應有一定的治療效果。

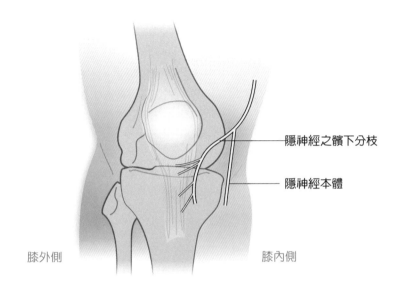

隱神經之髕下分枝

隱神經本體

膝外側　　　　　　　　　　　　　　　　膝內側

人工膝關節置換術後疼痛，有一部分患者是因為隱神經的髕下分枝產生纏套損傷，導致內膝部持續疼痛，復健、服藥效果不佳。治療之道，可考慮超音波引導之解套注射。

腳踝扭傷治不好嗎？
可嘗試 PRP 再生注射

初期的踝關節扭傷，以葡萄糖增生注射效果通常不錯；一旦時日延宕，產生踝關節磨損，就必須考慮注射玻尿酸或 PRP 來改善關節內部的問題。

　　無論你是打球引起的「啪一聲翻船族」，抑或是穿高跟鞋不慎的「唉呦翻腳刀族」，這一扭之後，往往會一扭再扭；扭到最後，當韌帶被扭鬆掉了，就算下次再扭到，也不太會發炎了。

　　只是，這反覆的扭傷、這鬆弛的腳踝，似乎從此再也回不去從前健康的狀態。等到有一天，你發現變天時腳踝會痠，或是動沒幾下、爬爬小山後腳踝居然腫起來時，才發現事情不妙了。

　　踝關節最常扭傷的是外側的前距腓韌帶 ATFL（anterior talofibular ligament，如右圖），它是踝關節囊特化出來的一個分枝。臨床上，韌帶受傷分為三級：

　　第一度：拉傷（grade I, strain, micro-tears）。

　　第二度：部分撕裂傷（grade II, partial thickness tear）。

　　第三度：完全斷裂（grade III, complete rupture）。

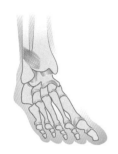 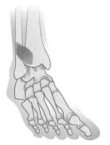 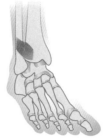 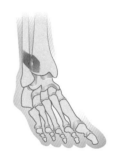

正常　　　　　　第一度：拉傷　　　　第二度：撕裂傷　　　　第三度：斷裂

通常，輕度的拉傷或部分撕裂傷，可藉由休息、物理治療、藥物等方式逐漸修復；但較嚴重的第二度或是第三度扭傷，就沒那麼簡單痊癒。加上大部分腳踝扭傷的患者，會偷偷在傷勢未好之前就跑去運動，導致惡性循環，使韌帶一直保持未修補完全的狀態；臨床上，這種狀態就叫做「退化（degeneration）」。

退化、鬆弛的韌帶，不但會使踝關節一直處於不穩定的狀態；經年累月之後，會讓關節軟骨逐步磨損，刺激滑膜發炎，產生如骨刺、積水、關節間隙縮小等表現。當扭傷由量變而質變時，臨床上就稱為創傷性關節病變（traumatic arthropathy）。

此時，可先以超音波評估韌帶受損與踝關節磨損的程度，再決定選擇以下列方式來治療慢性扭傷：

1. 葡萄糖增生注射。

2. 玻尿酸關節注射。

3. PRP 再生注射。

初期的踝關節扭傷，以葡萄糖增生注射效果通常不錯；一旦時日延宕，產生創傷性關節病變，則必須考慮注射玻尿酸來改善關節內部的問題。

　　至於 PRP，不但可以直接促進踝周邊韌帶的再生修補；注射入踝關節腔中，也能刺激關節膜細胞分泌玻尿酸，同時保護關節軟骨，是一兼二顧的方式。

踝足痛

足底筋膜炎怎麼治、最有效？

經歷藥物、理療、推拿、震波治療都無效的足底
筋膜炎患者，該打類固醇、葡萄糖還是 PRP？

　　腳跟痛，痛到走投無路了？早上起床，不敢整隻腳踩下去？試過各種鞋墊，換了不知多少軟鞋，還是疼痛難擋？或許，PRP 注射會是一個選擇！

超級比一比

　　經歷藥物、理療、推拿、震波治療都無效的患者，會面臨局部注射的選擇；而目前注射療法共有三種：

1. PRP 注射。
2. 類固醇注射。
3. 葡萄糖增生注射。

　　到底哪一種最有效呢？答案是 PRP 注射。

2014 年美國的足底筋膜炎研究：

PRP PK 類固醇結果→ PRP 注射，效果優於類固醇注射，而且療效更持久[1]。

2013 年南韓的足底筋膜炎研究：

PRP PK 葡萄糖增生注射結果→兩者療效相當，但 PRP 注射療效更早出現，且活動度改善優於葡萄糖增生注射[2]。

PRP 雖然最有效，但也無法保證 100% 的患者接受此療法，都會有一樣的效果。因此，當你要選擇注射模式時，還是建議先與醫師討論後再做最後的決定。目前，我對足底筋膜炎患者的治療建議如下：

口服藥物／物理治療→無效→乾針治療／增生注射／體外震波治療→無效→超音波引導之 PRP 注射。

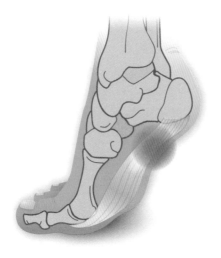

90% 的足底筋膜炎，經過保守治療後，都有相當好的療效。而一旦保守療法無效，又不願意打類固醇、或是打類固醇還是無效時，超音波引導的 PRP 再生注射，便是極佳的修補式治療選擇。

❶❷

❶ 參考資料 http://www.ncbi.nlm.nih.gov/pubmed/24419823
❷ 參考資料 http://www.ncbi.nlm.nih.gov/pubmed/23876935

全身痠痛

在 D3 裡找回幸福

你有這樣的困擾嗎？人看起來好好的，沒做什麼
粗重，也不曾受傷，卻長年痠痛纏身，遍尋名醫
仍不得其解，到底是怎麼回事？

診間小故事｜ **Apple 的療癒之路**

　　背痛如形隨形的跟我好多年，我總認為，這應該是事業有成伴隨的職業病，畢竟，我也算是個 notebook 控，明明公司沒有我也不會怎樣，但我就是很制約的坐在電腦前，日復一日、年復一年，整天不是上網亂晃，就是看看 inbox 的 mails。

　　長久下來，假日別人是看電影逛街，我確是徘迴在各大診所，我戲稱自己是逛醫院，這並不是一件很值得拿出來的說嘴的事項，但這好像變成了我的例行公事，而醫師和我的對答，經常是陷入如下的對白。

　　醫師：Apple 小姐，平常喝咖啡嗎？

　　我：沒有，我不喝咖啡。

　　醫師：喝酒嗎？

　　我：沒有ㄟ，我也不喝酒。

　　醫師：那平常要多運動。

我：醫師，我固定上健身房ㄟ。

醫師：……（陷入沈思）那工作壓力大嗎？

我：……（心裡的 OS：這不是廢話？現代人那個工作壓力不大？）

是的，面對 Apple 小姐的這種痠痛，就會發生上述醫病之間「沒有交集」的窘況。但不禁要問：現代醫學這麼發達，醫療儀器這麼先進，為什麼還有這麼多像 Apple 小姐這樣的疼痛患者，還在「外面」流浪？

⚲ 問題出在對疼痛的認知

根據世界疼痛醫學會 IASP 的分類，我們身上的疼痛可大略分成兩種：肢體損傷性疼痛（nociceptive pain）、以及神經病變型疼痛（neuropathic pain）。顧名思義，前者發生在肢體受損（外傷、手術、腫瘤侵蝕等）時，後者則是肇因於神經系統（周邊神經、中樞神經、交感神經等）受損時所產生的疼痛模式。

當醫師在評估患者的疼痛時，心中大多要先將此兩種疼痛做初步的區分，然後再評估確切的位置，最後才是尋求治療的方法。

⚲ 易被忽略的「痠痛體質」

好，現在問題來了，像 Apple 小姐這種全身痠痛，究竟是屬於上述哪

種疼痛呢？

答案是：兩者都不是！

Apple 小姐的痛，是屬於一種特殊的疼痛，也是大部分醫師比較不會去注意疼痛，我們稱之為「代謝性的疼痛（或功能性的疼痛）」，用更通俗的方式來說就是 Apple 小姐具有所謂的「痠痛體質」。

這種痛，起源於體內代謝失調，使得疼痛分別在神經系統、免疫系統及內分泌系統上產生功能紊亂、病理卻正常的現象。換句話說，具有痠痛體質的人，疼痛的表現絕非單一出現，往往會伴隨其他系統的問題，例如：睡眠障礙（神經系統）、容易感冒或過敏（免疫系統）、月經失調或痛經（內分泌系統），甚至有時還會伴隨腸躁症（消化系統），或是二尖瓣脫垂（循環系統）的症狀。

當然，代謝性的疼痛原因千百種，目前的主流醫學也並沒有太多的著墨，在臨床診斷上有相當的難度；然而，代謝性疼痛中有一種十分常見，卻很少被診斷出來的問題，那就是維生素 D 缺乏症（D hypovitaminosis），Apple 小姐的疼痛主因，就是這個問題。

⚲ 維生素 D 晉升為荷爾蒙 D

維生素 D 缺乏，不會吧，應該很少人這樣才對……但看看下面這個統計數字，或許會改變你的想法：

根據衛生福利部營養調查發現，國人有七成五以上，維生素 D 呈現普遍缺乏狀況（＜ 20ng/ml），只有不到百分之二的人，維生素 D 處於充足（正常：＞ 30ng/ml），還有另一項青少年調查，也有高達六成五青少年維生素 D 不足。

驚訝嗎？請再繼續看下去：**維生素 D →荷爾蒙 D**

早期，維生素 D 只被當作是骨骼發育與鈣離子代謝的必須維生素，而大多數的民眾，甚至是醫護專業人士，都還停留在這個舊認知當中；殊不知，維生素 D 在近年的研究發現中，早已跳脫其做為單純「維他命」的框架，晉升為對體內許多器官組織得以正常作用的「荷爾蒙」。

就因為維生素 D 至關重要，當維生素 D 不足時，會發生下列各式的症狀：

1. 全身莫名痠痛，一般檢查找不到疼痛來源，經正統治療效果也不理想。

2. 容易產生骨質流失、甚至導致骨質疏鬆症。（請注意，如果骨質密度正常，不一定保證體內維生素 D 的濃度也正常喔！）

3. 關節退化的風險提高。

4. 罹患特定自體免疫疾病的風險增加，或者是伴隨著自體免疫疾病的症狀加劇。

5. 罹患特定癌症的風險會增加。

6. 與某些特定的憂鬱症、睡眠障礙有關聯性（不一定是因果關係）。

♀ 抽血檢測維生素 D 濃度

幸運的是，**目前已經有科學的方法，去檢測體內維生素 D 的濃度，**只要抽個血（健保沒有給付），你就知道自己的 D 夠不夠了。正常體內維生素 D 濃度必須超過 30ng/ml，若低於此濃度，則屬於維生素 D 不足（D insufficiency）；有些疼痛患者更淒慘，體內維生素 D 濃度連 10ng/ml 都不到（維生素 D 缺乏 D deficiency）。

還好，維生素 D 不足所引起的痠痛，藉由口服活性維生素 D_3（屬

於藥物，但健保大多不給付）補充，百分之九十的患者會逐漸感受到症狀的改善，而 Apple 小姐也因為找到真正治痛的根源，而找回失去已久的幸福。

　　所以，如果你或親友有類似上述 Apple 小姐的症狀，請記得，即使是多年的全身痠痛，即使遍尋名醫仍無解，你的問題還是有可能得到解答的。

可愛的病人

在診間，患者來來去去中，有許多有趣、可愛且令人印象深刻的病人，有時想起，都不禁莞爾一笑。

> ### 心情記事　超人女孩

每個來到診所的患者多多少少都會害怕打針，但「超人女孩」卻是我們碰過最恐懼打針的案例，她分享小時候就非常抗拒打預防針，幾次不愉快的經驗累積下來，讓她視打針為畏途，除非不得已，才會做出打針的選項。

超人女孩的初診結束後，潘醫師望著詳盡的治療計畫，有些無奈但坦誠地說：「我的專長就是周全式注射，妳這麼怕打針，要不要嘗試其他非侵入性治療的方法呢？」這樣的情境常常上演，部分患者會因為對打針的害怕，向非侵入性治療的選項；但更多時候，多數的患者會認為長痛不如短痛，就放手一試吧。

大家都瞪大眼，準備聽聽有史以來對打針恐懼感最強烈患者的反應與決定，出乎意外，超人女孩定了定神，緩緩的說：「潘醫師，我想把病治好，你只要專注做醫療的事就好，恐懼是我的問題，我來負責處理就好了，我會想辦法。」

超人女孩的辦法是什麼呢？隔週，她依約來到診所治療，穿了一件上面印有 S 圖案的 T 恤，開心的告訴我們：「今天我穿超人裝來，這件衣服可以給我

超人般的勇氣喔。」後來每次回診，超人女孩陸續穿各式不同的服裝，有完整的迪士尼經典卡通人物造型，因為這些熱鬧的圖案都是陪超人女孩看診的朋友們。

後來有一次超人女孩回診，剛好輪到我跟診，那時我才真真實實地感受到，她要克服的恐懼到底有多大，表面上看來說說笑笑的她，一躺上診療床就不斷發抖，中間穿插著小聲的啜泣，有時她怕影響到後面候診的患者，還把手帕塞進嘴巴裡，讓人很不捨，但她會告訴我們：「放心，不用管我，我可以的……」。診療結束後，超人女孩還會俏皮地自嘲：「看起來超人好像沒有用耶。」

看著超人女孩克服自我恐懼的過程，真的很令人動容，一路上看到她的症狀愈來愈改善，深感這一切都是值得的。

收到超人女孩送糖果的那一天，實在是很開心且值得記念，她送來一大袋糖果，說道：「謝謝小姐們，這些糖果是給妳們的，因為妳們的愛心，讓我有勇氣克服內心的恐懼。」

超人女孩，其實在陪伴妳的過程中，我們也學到了一堂如何面對自我恐懼的課。

——Mrs.Pain

MEMO

完全搞懂 PRP 治療　　Chapter **4**

到底什麼是 PRP ？

PRP 是近年疼痛醫學、筋骨醫學最熱門的話題。簡單說，PRP 再生注射，就是「注血精」，抽自己的血，經過高科技處理後，當場再打到疼痛的位置。

診間小故事 ｜ 南澳小子向前衝

　　德安是宜蘭南澳人，天生的原住民血統，五官鮮明英俊，有著陽光般的笑容與名模大帥哥的外型，第一次走進診間時，大家的眼睛都亮了起來。

　　獲選為 2013 年代表台灣出賽的冬季奧運雪橇選手，德安因大量練習，導致腳踝受傷，接受台北某醫學中心骨科手術之後，症狀仍未完全痊癒；經過理學檢查與超音波掃描，潘醫師診斷為創傷性關節炎，先施打增生注射療法，療程進行了好幾次，但因大賽日期逐漸接近，為讓德安整體狀況達到最好，於是建議德安，不妨考慮最新的 PRP（自體血小板血漿注射）。

　　德安與長期培育雪橇選手的雪車協會商量，協會表示願意全力支持，並同意支付全部療程的費用，於是德安便開始大賽前的 PRP 療程；由於受傷的部位在腳踝，每次潘醫師都搭配高解析度的肌肉骨骼超音波施打，確保可以打進更精準的部位，讓療效更好。

　　因為年輕加上先天體魄強健，德安施打 PRP 的效果十分卓著，我們也

與德安熟稔了起來，進而分享更多他的成長故事。

　　原來德安在成為雪橇選手之前是學校的籃球校隊，後來很可惜因為運動傷害，不得不放棄最愛的籃球運動。在一次偶然機會下，學校舉辦雪橇選手選拔，他抱著嘗試的心情去參加，順利入選，踏入雪橇選手的世界，從此視野無限寬廣。

　　雪撬競賽在台灣是一個較少為人知的比賽項目，它的比賽方式與過程其實充滿風險，在過程中只要稍微重心不穩，在一路高速行駛的狀態下，一不小心就會飛出軌道，導致嚴重的身體傷害。德安也坦言，自己知道從事這項競賽的風險，但他想成為世界級的選手，所以會努力將身心都保持在最好的狀態，自己也買了高額的保險。

　　雖然德安很年輕，但在應對進退的過程中，他總是謙虛有禮，給人一種合宜的好感，最特別的是，德安對自己的未來非常有想法與主張，與一般時下的年輕人不同。在言談當中，德安也分享了他的信仰，在後來代表台灣出賽時，自然也承受全國人民的期待與注目，我們也非常關心賽事，透過德安的臉書，也可以即時分享他的近況與心情，言談當中，可以看到他堅定的信仰給了他許多許多強大的力量，一路帶領他走過這次的冬季奧運雪橇賽。

　　德安，加油，南澳小子向前衝！

—Mrs.Pain

最好解藥，就在自己身體裡

　　PRP（platelet-rich plasma），全名為（自體）富含血小板血漿，是近年疼痛醫學、筋骨醫學最熱門的話題。簡單說，PRP 再生注射，就是「注血精」，抽自己的血，經過高科技處理後，當場再打到疼痛處。

PRP 含有大量濃縮的生長因子（growth factors），可以讓各種結締組織再生修補，因此，可以藉由 PRP 注射的強化效果，化許多不可能為可能，包括：

關節退化、肌腱撕裂、韌帶撕裂、神經損傷、傷口癒合、骨折結痂、感染控制⋯⋯ 等。

是的，自從這三、四年台灣引進 PRP 治療之後，確實在醫界造成一股風潮；然而，流行背後，卻也衍生一些問題。

許多患者以為，「只要打一針，就完全會好，且永遠不必開刀？」這樣的錯誤期待，不但造成臨床上醫師解釋與治療上的困擾，更讓患者因注射第一劑後不見效果，便心生挫折，甚至對醫師、PRP 療法產生不必要的誤解。

有鑑於此，覺得有必要出來正本清源，以自身有限的知識與臨床經驗，為大家、也為了 PRP 這個好療法，花時間一句一句，說清楚、講明白。

在提到臨床應用之前，想介紹一個很重要的概念：「自體藥物」（請看以下說明）：

PRP 注射的出現，開啟了一個革命性的新時代

醫療的發展，迄今應可分為 3 個時期：

◎ 天然藥物期

松下問童子，言師採藥去、只在此山中，雲深不知處。

在此時期，醫師即藥師，藥師即醫師，彼此無法切割。藥物的來源，幾乎均來自於大自然中的動、植物或礦物。藥物較天然，但中毒仍偶有所聞；此外，藥物無法大量製造，所以彌足珍貴，用完了就沒了，需要再去採集製作。

◎ 合成藥物期

從盤尼西林（penicillin）開始，醫療開始走向藥廠大量製造的時代；醫師逐漸失去製造藥物的能力，也因此與藥師的角色涇渭分明，最後形成今日醫藥分業的現況。

不但如此，財大氣厚的製藥廠／醫材公司，開始反過來主導整個醫療診斷與治療的發展，醫師逐漸成為配角或末端通路。民眾從小到大，不知吃了多少藥廠合成的藥物，雖然新藥解決了許多難解的病症，卻也同時製造了前所未有的副作用與併發症。

但 PRP 注射的出現，卻開啟了另一個革命性的新時代。

◎ 自體藥物期

眾裡尋他千百度，暮然回首，那人卻在燈火闌珊處。

如前文所說，PRP 是擷取患者自體血液中最最精華之物，經由生醫科技處理後，再行注射進入人體之中，並**發揮其他藥物無法取代的關鍵療效**；這在以前的年代，其實是很罕見的（除了自體血減敏療法、尿療法之外）。將來的細胞注射療法，以及其他再生醫療技術等，都呼應了此時期的醫療重點。

最好的解藥，就在自己身體裡面！

如果說，最好的葡萄酒稱為「神之雫」，那 PRP 應該可以稱為「**人之雫**」吧。

♀ PRP 好像很夯，但它能治百病嗎？

請特別注意！並非所有疼痛都可以打 PRP。PRP 注射是有一定的臨床適應症的；更重要的，即使符合適應症，也有大約 15% 的患者打 PRP 無效！

1. PRP 注射的臨床適應症（根據基礎與臨床實證整理）

- 其他保守療法無效、未達手術標準之肌腱韌帶損傷。
- 髖關節退化。
- 較輕度的髖關節壞死（ONFH）。
- 腰椎手術後持續疼痛。
- 玻尿酸注射無效之膝關節退化。
- 中重度之肩關節旋轉肌腱損傷。
- 輕度之踝關節骨軟骨缺損（OCD）。
- 關節鏡手術後疼痛。
- 外傷引起的關節炎（手肘、手腕、足踝、薦髂關節等）。
- 骨折手術後持續疼痛。
- 脊椎壓迫性骨折後疼痛。

2. 標準療程（作者提供，醫界對此尚無最後共識）

3 次注射，每次間隔 2 週；視個人體質與注射後反應增減療程。

3. 注射技術

大部分需要超音波引導，有時需要多點注射，或搭配其他功能性注射。

4. 注射費用

各家醫療機構各有不同。

5. 有效比例

因個人體質與症狀嚴重度而異，大約在 60% ～ 85% 之間。

6. 療效維持時間

以膝退化性關節炎為例，若完成所有療程，根據國外研究報告，療效大約維持 9 ～ 12 個月以上。有部分患者並無法維持持久療效，目前原因並不清楚。

打一針 PRP，
關節退化保證有效？

PRP 再怎麼好，也跟其他療法一樣，必須受其
臨床適應症、禁忌症的規範，並非可治百病。

診間小故事｜母親節前夕 ✎

　　母親節前夕的下午診，病人絡繹不絕，有些疲累的潘醫師，打起精神繼續往下看，一位看似平凡的中年男子，靜靜地帶著母親走進診間，開口便說：「潘醫師，我媽媽去年兩個膝蓋有給你打過 PRP，今年我們想要再打一次。」

　　潘醫師問：「有任何症狀嗎？如果沒有不舒服，PRP 雖然是一年的維持期，但還是視個人狀況，有些患者的療效其實可以維持更久，不用急著回來打第二次療程。」

　　中年男子平和地接著說：「我們去年就只打過一次，效果真的很不錯，現在只有一邊膝蓋卡卡的，另一邊狀況還不錯。」潘醫師反應說：「那等狀況比較明顯，我們再回來花錢打 PRP 好不好？」中年男子有禮貌地堅持著：「我很希望媽媽一直這麼好，潘醫師就幫我們打 PRP 好嗎？我們很有信心。」

潘醫師稍微讓步說：「如果你們真的很認可 PRP 療效，也不想連續來五次做完玻尿酸的療程，我可以幫媽媽打右邊的膝蓋，至於左邊膝蓋，如果沒有什麼問題，我們打一次玻尿酸試試看好嗎？」中年男子這下聲音稍微大了起來：「潘醫師沒關係，我很堅持媽媽左邊膝蓋也要打 PRP，她舒服最重要啦。」

潘醫師原本還想要說服病人先保守治療即可，但抵不過病人和家屬其實並無不合理的要求下，便執行抽血、離心程序，最後在雙邊膝蓋打下了 PRP。治療結束後，只見兩人都露出滿意而靦腆的笑容，潘醫師也不覺莞爾起來。

潘醫師說：「好，那今天治療到此結束，看起來媽媽應該不需打三劑，應該可以再維持一年，我請小姐幫你們預約明年這個時間，你再帶媽媽回診評估。」

中年男子露出敦厚的笑容說：「不用幫我們預約啦，我都準備好了，明年母親節前夕，我就會帶媽媽回來了。」說罷，便攙扶洋溢幸福微笑的母親慢慢步出診間。

原來如此，真是個孝順的兒子。

——Mrs.Pain

📍 眾所周知，反而是迷思的絕佳藏身處

PRP 之所以對筋骨損傷有修補的功效，是因為裡面富含可以讓受損組織得以再生的眾多成分；而其中最關鍵的是血小板裡面的各式生長因子（growth factors）。此外，除了組織再生修補的作用之外，PRP 還有抑制局部組織發炎、抗菌、吸引幹細胞，以及全身類荷爾蒙等效果。

更重要的，是 PRP 源自於自己的血液，所以注射過程中，不太會引起

過敏或排斥的反應，且副作用極低，療效頗佳，所以才會如此受到患者、家屬及醫界的歡迎。

然而，就算 PRP 療法再怎麼好，還是像任何其他療法一樣，必須受其臨床適應症、禁忌症的規範（並非可以拿來治百病！）再者，即使 PRP 來自病患本身的血液，還是有極少極少的副作用風險（注射後出血、感染等）。在接受 PRP 注射之前，患者、家屬還是該對此有所認識。

最後，我們就以「膝關節退化」這個 PRP 最常見的臨床應用，幫各位讀者找出「潛藏常識中的迷思」：

1. PRP 注射膝關節，所需療程不只一劑

大部分的膝退化 PRP 臨床研究，大多以 3 ～ 4 劑做為標準的注射療程，並不是一劑定江山。由台大復健科所發表並刊載於美國復健醫學會官方期刊（APMR）2014 年 3 月號研究更明白指出：小於 3 劑的 PRP 注射，並無法預測 PRP 注射的療效（www.ncbi.nlm.nih.gov/pubmed/24291594）。

2. 注射位置

大部分患者所接受的膝退化 PRP 注射，為關節腔內單一注射；但膝關節退化乃是一症候群（syndrome：一群問題的總合、非單一疾病），在關節周邊仍伴隨有許多退化或受損的結締組織，這些才是疼痛真正的來源。此時，多點 PRP 注射的療效，常會超越關節內 PRP 單一注射。至於注射點的選擇、注射的技巧、及是否需要以超音波引導來執行注射等，就必須仰賴有相當經驗的醫師（最好是具有多年增生注射經驗者），才會收到最佳的注射結果。也就是說：並非買了 PRP 離心機，抽了病患血，就能夠保證 PRP 注射成功。

3. 並非絕不需施打玻尿酸

有些患者認為，既然 PRP 療效較好、持續較久，那直接打 PRP 就好了。聽起來很有道理，但醫療既非絕對，PRP 也不是萬靈丹；這些直接接受 PRP 注射的患者中，大約有 15% ～ 20% 左右會發現注射 PRP 無效；一旦無效，便可能會無奈而沮喪地被迫開刀了。這樣的邏輯，似乎忽略了一個可能性：有些患者的膝關節退化，可能對 PRP 無效，卻對玻尿酸有效！

因此，誠心建議，若你跳過玻尿酸直接打 PRP，卻發現無效或效果不佳，或猶豫到底要不要開刀時，請記得：

a. 還有玻尿酸可以打；

b. 還有不同的 PRP 系統（廠牌）可以打；

c. 還有不同的 PRP 打法（多點注射 VS. 單針注射）。

♀ PRP 再生注射的臨床適應症

隨著醫學新研究的陸續發表，PRP 的臨床應用正逐步擴充當中，根據筆者知識所及，與疼痛醫學相關的臨床適應症，應可包括以下幾項（如下表）；但請注意：

診斷	症狀	其他
因外傷或過度使用，造成四肢／軀幹的韌帶、肌腱之「部分」撕裂傷（若是完全斷裂，則仍建議以手術為主要的治療選擇）。	疼痛、無力、腫脹、關節活動受限，對一般保守治療不佳。	無。
四肢／軀幹的「退化性」肌腱病變（俗稱「慢性肌腱炎」）。	頑固型之網球肘、久治不癒之肩膀旋轉肌腱疾患、跟腱病變、跳躍膝等。	無。

診斷	症狀	其他
四肢／軀幹的「著骨點」病變（俗稱「骨膜痛」）。	慢性下背痛（可伴隨神經症狀）、慢性肩頸疼痛、車禍或筋骨手術後疼痛（尤其是 X 光正常之疼痛）、足底筋膜炎、髖關節周邊疼痛等。	無。
四肢／軀幹經手術後的持續疼痛，尤其是回診之後醫師說 X 光沒問題者。	腰椎手術後疼痛、關節鏡手術後疼痛、關節置換術後疼痛、骨折術後疼痛、肌腱韌帶修補術後疼痛等。	無。
四肢／軀幹的退化性關節炎，尤其是經過增生注射、玻尿酸注射、類固醇注射仍然效果不佳者。	膝關節、髖關節、肘關節、踝關節等。	無。
中早期的髖關節壞死。	先天性髖發育不良（DDH）、幼年型髖骨壞死（Perthe 症）、酒精過量、僵直性脊椎炎、紅斑性狼瘡、外傷導致者等。	若壞死範圍較大、伴隨關節腔狹窄者，療效一般會打折扣；至於關節產生囊腫（ganglion cyst），或滲液（積水）較多時，則不建議注射。此外，注射時，建議以高階肌骨超音波為主要之影像引導工具。
早期距骨（又稱踝骨）之「骨軟骨缺損」。	久年不癒的踝關節疼痛，承重時症狀加劇，MRI 可見局部缺損。	對於第 3 期以上的 OCD，則仍建議以關節鏡手術作為治療主軸。
周邊神經的纏套損傷。	正中神經病變（不一定是腕隧症）、橈隧症（radial tunnel syndrome）、類似「媽媽手」的淺橈神經纏套（superficial radial nerve entrapment）、總腓神經纏套（common peroneal nerve entrapment）、外傷或手術後產生的周邊神經纏套或沾黏等。	無。

A. 並非所列疾患的患者，經 PRP 注射後都會有療效。PRP 來自患者自體，療癒能力差異極大；加上臨床狀況彼此不同、使用機型差別、醫師經驗、注射技巧殊異，所以無論是哪位醫師注射，都有可能出現注射無效的情形。若你屬於此類患者，請進一步積極與你的醫師溝通討論，看是否還有其他診療上可以調整的空間。

B. 目前各家廠牌的 PRP 離心機，尚未有即時顯示 PRP 中諸如血小板、白血球、紅血球濃度等功能，所以對於臨床療效的分析，有其一定的困難度。預期下一代的 PRP 機器，應該會具備可調式的離心選擇，讓醫師可以針對不同臨床問題，去調出最有療效的 PRP 配方。

C. PRP 注射成功與否，經常需要配合其他周邊的治療模式（物理治療、運動治療、玻尿酸注射、乾針治療等）。若你因單純一劑 PRP 注射卻收不到療效時，請記得還有其他周邊治療可以強化 PRP 注射的效果。

D. 某些極少數（< 1／10,000）的情況下，PRP 注射後，患者反而會產生症狀加劇或組織變異的情形；此時，請與你的注射醫師密切聯繫，大部分不適的情況都是暫時的，請不必擔心。

E. PRP 的研究日新月異，本文中沒有陳述的臨床適應症，不保證絕對不能施打；請與你的注射醫師再次確認。

不可不知！PRP 的 3 大迷思

在台灣，新風潮的來臨，固然席捲了大眾的目光，但往往也擾出不少亂象，PRP 也不例外。有些迷思，你一定要知道！

斯斯有兩種，PRP 也很多種！

常有患者在診間詢問：

患者：「醫師，我的疼痛連打 PRP 都沒效，是不是沒救了？」

我試著了解：「請問你打的 PRP 是哪一種？」

此時，患者都會用訝異的眼神看著我：「什麼！PRP 不就只有一種嗎？」

其實不然。

我們知道血液中有三種血球：紅血球、白血球、血小板。當 PRP 在製作過程中，不同的離心方式，不同的置管廠牌，就會分離出不同的 PRP 製劑。如果製劑當中含有較多的紅血球，PRP 的顏色看起來就會紅紅的；相反的，如果紅血球分離的較徹底，那麼 PRP 看起來就會是清澈的金黃色液

體。其次，PRP 中白血球與血小板的濃度高低，也會影響 PRP 注射的效果。

除此之外，最新醫學研究的結果，**發現修補不同的結締組織，所需要的 PRP 種類也不一樣！**舉例來說，關節注射、神經注射等，PRP 裡面的白血球含量越少，注射效果傾向越好；相對地，若是肌腱、韌帶注射，則似乎含有較多白血球的 PRP，可能會得到更佳的療效。

所以，當你接受 PRP 注射無效時，請不要沮喪；或許用另一種方式來製備你的 PRP，或是用不同的注射方式（例如影像引導注射），往往會得到意想不到的好結果。

♀ 打 PRP，血小板愈濃愈好？

這篇發表在 2014 年《國際生醫研究（Biomedical Research International）》期刊的報告指出，針對人類肌腱細胞的修復，不同濃度血小板的 PRP，對細胞修復的能力，有著明顯的差異，例如：

1. 中等血小板濃度的 PRP，可以產生強大的組織修復效果（例如：細胞複製、移行、膠原蛋白生成等）；而且明顯比沒暴露在 PRP 環境中的肌腱細胞還有效果。

2. 最弔詭的是，當研究人員以超高濃度進行實驗時，卻發現驚人的結果：**超高濃度血小板，居然會「抑制」細胞修復！**

超高濃度血小板，不但會抑制細胞複製、減少移行與膠原蛋白生成；還會增加使蛋白溶解的 MMP 物質產生，反而不利於細胞修復。這確實顛覆了一般我們對 PRP 的認知[1]。

因此，當你在接受 PRP 注射，或是正準備接受 PRP 注射治療時，建議稍做思考：是否自身狀況，真的適合「最濃血小板」的製劑模式。

📍 PRP 是極佳治痛選擇，但非唯一選擇！

PRP 具有劃時代強大功效，但就像任何優質治療一樣，還是有一定的限制與禁忌，例如：

1. 癌症患者，若有血行轉移疑慮時，不適合抽自體血來製備 PRP。
2. 患者若血小板數目過低，注射 PRP 的效果可能會打折扣。
3. 患者若有全身性感染（如菌血症），也不適合打 PRP。
4. 如果結締組織崩壞或受損很嚴重，預期 PRP 修補效果不彰，也不建議施打。

因此，臨床上在評估患者是否需要注射 PRP 時，除了療效比例、可能副作用說明（出血、感染）外，更重要的是充分提供患者 PRP 之外，其他可能適合的治療模式，並分析彼此優劣，再讓患者做最後的決定。

---

❶ 文獻來源：https://www.hindawi.com/journals/bmri/2014/630870/

掌握 PRP 注射時機，
讓醫病付出更有價值

哪些患者術後疼痛可以打 PRP，哪些打 PRP 仍無效，需要針對個別患者進行仔細而深入的評估才能定奪，多了解相關資訊，對醫病雙方都是最好的。

由於 PRP 單次注射費用並不低，身為患者或家屬，當然希望這針打下去能夠盡量達到最好的療效。雖然國人對 PRP 注射已有初步概念，但對究竟何種筋骨問題打 PRP 有效，哪些又沒效，其實沒有一個清晰的指導原則可供遵循。而國內各主要醫學會（疼痛、復健、骨科、運動醫學等學會），迄今也尚未公告出一套 PRP 注射的準則與臨床規範。

♀ PRP 是主角而非獨角，明星而非孤星

之所以 PRP 再生注射無法很容易取得治療適應症的共識，其實與 PRP 治療的特性有關：

1. PRP 的原料 99% 以上來自患者自體血，所以每位患者血中的血小板濃度、品質無法標準化，**使療效無法輕易預測**。

2. PRP 的製備會因為離心機／收集管的廠家設計不同，使同樣患者的自體血經不同儀器處理後，將可能產生不同療效的 PRP 製劑。到目前為止，也還沒有太多高品質的臨床研究，告訴我們到底哪一家的機器所做出來的 PRP 療效最好。

3. PRP 的注射需要很有經驗的臨床醫師執行，才可能有好的療效。舉例來說，若膝關節中重度退化，打 PRP 之前應需要評估關節中是否有過多的滲液（積水），若有，則最好先行將滲液抽出，再行 PRP 注射。其次，某些 PRP 的注射標的組織（如髖關節、十字韌帶等），最好是能經由超音波影像引導，比較會有明確的注射療效。

4. PRP 注射的療效，**有時必須配合其他的輔助治療，才有可能發揮最佳化的效果**。例如：腰椎手術後疼痛，其實是 PRP 再生注射發揮所長極佳的適應症；但若只是打 PRP，卻不在周邊配套施予如乾針筋膜鬆解、維生素 D_3 補充或是核心肌力訓練等輔助治療，可能療效會因此大打折扣，而失去原本治療的美意。

打的多，不如打的巧！

有鑑於此，在此願野人獻曝，根據已知的醫學實證，加上些許的 PRP 注射經驗，將個人在臨床上執行 PRP 注射的治療理念與準則，用簡單的兩個模型說明 PRP 注射的時間點掌握；並根據不同的模型，列舉相對應的臨床適應症。希望藉此能拋磚引玉，讓更多的醫師專家學會等，為民眾提供更有力的 PRP 注射準則。

但在說明前，仍要再次強調，**PRP 不是仙丹**，即使症狀符合適應症，也不能保證絕對的療效；此外，以下所列舉的，純粹是我個人執業所採取

的治療準則，屬於參考性質，請避免依此去評斷其他醫師或醫療機構的治療方式。

📍 自體血 PRP 再生注射的「游擊手」模型

此模型是運用棒球上壘的層次概念，將筋骨治療分為 3 個內野守備位置（如圖），由輕而重分為：

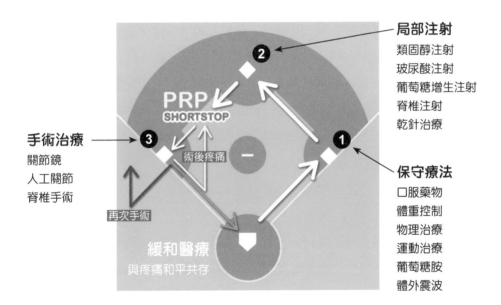

局部注射
類固醇注射
玻尿酸注射
葡萄糖增生注射
脊椎注射
乾針治療

手術治療
關節鏡
人工關節
脊椎手術

保守療法
口服藥物
體重控制
物理治療
運動治療
葡萄糖胺
體外震波

一壘手：保守療法

包含口服藥物、體重控制、物理治療、運動治療、葡萄糖胺補充、體外震波，甚至民間的推拿按摩等，都屬於此類。有相當多的筋骨問題，在一壘之前就會被一壘手（保守療法）封殺出局了，並不需要後續的層層守備來看管。

二壘手：局部注射

包括本書經常提及的乾針筋膜鬆解、葡萄糖增生注射、關節注玻尿酸、神經解套注射，以及一般常見的類固醇注射、脊椎注射等。某些特定的筋骨疾患，經由各式保守療法均無效後，就會跳過一壘手的防線，進逼到二壘之前；此時，上述這些具微侵入性的注射治療，就順勢成為阻擋問題惡化的有效利器。

三壘手：手術治療

包含關節鏡微創手術、肌腱韌帶修補手術、脊椎手術、人工關節置換手術等。基本上，大約 80% ～ 90% 的筋骨疾患，都可以在二壘之前被阻擋下來；在 PRP 尚未發展成熟之前，大約有 10% ～ 20% 的筋骨疾患，會穿越一、二壘的守備，進展到三壘，也就是必須以手術方式來解決問題。

♀ 有了 PRP，某些筋骨手術不再是唯一

游擊手（PRP 再生注射）在二、三壘之間，在手術與非手術之間的尷尬地帶，以往是筋骨疼痛患者感到最徬徨的時期；試過各種注射、復健、推拿、針灸等方法，不見效果，但又還沒有達到手術的標準，或是因為體質、經濟、家庭、工作上的考量，無法在短期內接受手術治療。

此時，通常手術醫師只能給予止痛藥劑來控制症狀，卻無法阻止病症繼續惡化。也就是說，在二、三壘之間，是患者最煎熬的時期，且一般患者對此期的認知是：不是吃止痛，就是等開刀。然而，自從游擊手（PRP 注射療法）出現後，二、三壘之間的守備狀況起了很微妙的變化。

首先，原本認定應該要開刀的筋骨患者，大約有 30% 經由 PRP 注射

之後，疼痛症狀竟得到明顯改善，使得手術這個選項，變得不再如此急迫；其次，對於還在二壘附近奮鬥的筋骨患者而言，游擊手的存在，讓他們願意更放心去接受各式局部注射的治療模式，因為即使療效不佳，口袋裡還有一張非手術的 PRP 王牌可以依靠；最後，也是最重要的，是筋骨手術後疼痛的 PRP 角色（圖中三壘後的黃色曲線箭頭）。

📍 即使開過刀，PRP 仍有機會治療術後疼痛

通常，若患者經過筋骨手術之後還是疼痛，應會讓手術執刀醫師先行評估並處置。一般來說，經由執刀醫師的悉心照護與術後專業復健的配合，應該會收到很好的效果；但在極少數的情況下，即使配合醫師服用藥物，加上認真做術後復健，還是會有足以影響日常起居的術後疼痛，困擾著這些患者。

此時，患者或家屬大多會尋求第二意見（second opinion），最後選擇的應對方式，不是再次手術（圖中三壘左下黑色曲線），便是**試著與疼痛和平共存（緩和醫療）**。

而自體 PRP 再生注射的作用，非但對未開過刀的中重度筋骨患者可能有所助益，且在筋骨術後疼痛的處理上，更是另闢新舞台，並積極扮演著潛在無可取代的治療角色（圖中三壘後黃色迴旋箭頭）。例如：骨折手術後疼痛、腰椎手術後疼痛、關節鏡手術後疼痛等，都有可能經由 PRP 的再生治療作用，讓疼痛緩解，功能提升，生活品質增加。

至於哪些患者術後疼痛可以打 PRP，哪些打 PRP 仍然無效，還是需要針對個別患者進行仔細而深入的評估之後，才能做最後的定奪。無論如何，在術後疼痛的處理上，自體 PRP 注射提供除了再次手術、與疼痛和平共存

之外的第 3 個選擇，應該是件相當正面的訊息，值得患者去進一步了解。

📍 PRP 注射的「守門員」模型（goalkeeper model）

如「游擊手模式」所述，絕大多數的 PRP 注射，是屬選擇性（elective injection），非急迫的治療模式。換言之，應可在患者嘗試過保守治療（一壘）、局部注射（二壘）均無效時，再行建議患者注射。

但在幾種少數的特殊情況下，PRP 卻必須扮演類似守門員的角色，積極「撲救」即將失能或被迫接受手術的筋骨病況（aggressive injection）；也就是說，一旦失去注射的契機，筋骨病況很可能發展至不可逆的階段。在此狀況下，一旦錯過了注射修補的契機，即使事後再用 PRP 治療，恐怕療效也不會太好。

舉例而言，膝退化性關節炎的末期，經常會伴隨小腿骨內側的骨髓水腫（bone marrow edema syndrome, BMES），暗示著骨內壓逐漸上升，即將超越末梢血循之血壓，而使骨內組織缺氧。此時，患者經常會感覺到膝關節疼痛，非但是站著痛、走路痛，甚至連晚上睡覺時都會局部抽痛。

此刻，倘若不積極處理，在很短的時間內，小腿骨上端就會因持續缺氧而導致所謂的「自發性膝關節骨壞死（spontaneous osteonecrosis of knee，SONK）」。一旦 SONK 發生，即使使用 PRP 注射，恐怕也無法挽回病況，而必須以手術（半關節置換 UKA 或全關節置換 TKA）方式治療。

因此，在膝關節還處在 BMES 缺氧期時，若能積極以 PRP 注射換取局部組織再生的機會時，便有可能就此挽回頹勢，逐步將缺氧的關節組織修補起來，讓患者有機會避免很快要面對手術的衝擊。

不只修補，
PRP 還能抑制細菌孳生！

PRP 的抑菌特性，在控管注射後感染的特性上，相當值得你仔細思量，尤其當你是屬於「手術後疼痛」的患者時。

　　打 PRP，就像任何注射治療一樣，並非 100% 零風險；其中最常見的，除了注射後出血、以及極度罕見的注射後組織變異之外，注射後感染的可能性，也必須在注射前，充分讓患者與家屬了解，並與療效比例一併考量進去。

　　可喜的是，由於 PRP 具備了很特殊的抑菌功能，在治療選擇與風險控管上，占了很大的優勢。

♀ 「降低風險」是第一考量

　　在評估患者注射治療的過程當中，「降低風險」永遠是醫師的第一考量。而當疼痛患者屬於「手術後疼痛」這個族群時，避免**注射後感染**的風險，就顯得更加重要。

2014 年的《筋期刊（Muscles Ligaments Tendons J）》，發表了一篇相當重要的研究；將高、低兩種濃度的 PRP 處理四個菌種的培養皿，並與抗生素（cephazolin）、全血（抽出的自體血，未經任何分離萃取過程，直接「原裝」打入組織或培養皿內）、食鹽水做比較，看看 PRP 對細菌是否有抑制的效果。

　　研究結果發現，PRP 不管濃度高低，對四個菌種都有一定程度的抑制效果。更棒的是，其中兩種，PRP 的抑菌效果，竟與抗生素相當；而毒性較強的 MRSA 菌，PRP 的抑菌效果反而優於抗生素！

　　因此，如果你在葡萄糖增生注射與 PRP 注射兩種修補式的治療中做選擇時，除了療效的考量，PRP 的抑菌特性，在控管注射後感染的功能上，也相當值得你仔細思量；尤其當你是屬於「手術後疼痛」的患者，PRP 的抑菌特性，應會扮演關鍵性的決策角色。

文獻來源：Muscles Ligaments Tendons J. 2014 May 8;4（1）:79-84。

打 PRP 沒效，怎麼辦？

也許，真的是體質特殊；也許，真的是關節退化太嚴重了。但如果你對 PRP 還僅存那麼一絲信心，建議你繼續往下看⋯⋯

近來，由於提供 PRP 注射的醫療院所愈來愈多，使得接受過 PRP 治療的民眾數目也隨之增加；然而，也陸陸續續出現不少「打 PRP 沒效」的患者。

在眾多動機推波助瀾之下，從傳播媒體上，大家或許都只看到 PRP 神奇的一面；於是，當患者在接受 PRP 治療前，大多是滿懷期待的。一旦結果不如預期，原本滿心的盼望落空，無論之前醫師／院所給 PRP 取了什麼響亮的名字，如自體生長因子、無刀修復、關節回春術等，這些失望的患者心中，多多少少都會有些疑問：**當初說的那麼有效，為什麼對我沒效？**

也許，真的是體質特殊；也許，真的是關節退化太嚴重了，非開刀不可。但是，如果你對 PRP 治療還僅存著那麼一絲信心的話，建議你繼續往下看。

⚲ PRP 易學難精，請睜大眼睛……

PRP 治療要產生最佳效果，看起來好像很簡單，只要先找個會抽血的護理師或檢驗師來抽個血，然後買一台離心機，再請醫師親自注射，應該就沒問題了；反正 PRP 裡面有大量的「生長因子」，一定可以將磨損的關節修補回來，從此就能脫離苦海，再也不必活在開刀的陰影之下了。

以・上・皆・非。

真的嗎？上述文字中有許多患者對 PRP 的迷思，茲說明如下：

1. 抽全血、有學問

無論是醫師、護理師、檢驗師，只要是專業的抽血人員，此項問題並不大；但如果抽血過程中產生凝血、溶血等狀況，便會導致 PRP 品質的下降，相對降低治療的效果，或增加 PRP 注射後的不良反應。有些老人家或血管特別不明顯的患者，有時還需要動用到超音波導引，才能找到夠粗的血管。

2. 離心機、有眉角

其實，真正的箇中高手，即使給他普通實驗室的離心機，普通抽血的管子，他還是能像馬蓋仙一樣把 PRP 變出來。但是目前台灣醫界中，這樣的高手寥寥可數，所以還是建議使用有衛福部認證，專為收集血小板的容器與離心設備比較妥當。

3. 注射醫、有專攻

PRP 注射所需要的專業技術，其實需要一段不算短的訓練期。以膝關節注射為例，從外側進入、內側進入、與髕側進入，都有相關的注射須知

與技巧；如果注射技術不純熟，很可能會將 PRP 打到關節腔旁邊的脂肪墊，或是關節內的滑膜組織中，造成注射時與注射後的不良反應（異常腫脹、疼痛等）。

所以，若你選擇接受 PRP 注射，建議找本來就經常在做局部注射的醫師（如玻尿酸、增生注射、乾針治療等），注射品質才比較有保障。

⚲ 注射前診斷愈精準、療效愈明確，反之⋯⋯

4. 適應症、有講究

如同本書其他文章中不斷強調的，PRP 並非能治百病，而是有其適應症的。舉例來說，如果你的膝關節疼痛並非是退化性的本質，而是來自類風溼關節炎或痛風性關節炎，那麼打 PRP 的療效就會很有限。

此外，即使同樣是膝關節退化，如果裡面積水太多、滑膜太厚或關節變形太嚴重，恐怕 PRP 治療的效果也會大打折扣。所以，不是每個退化的關節，都適合打 PRP ！

5. 選打點、有內外

PRP 除了治療關節退化之外，對於關節周邊受損的肌腱、韌帶、神經等組織，也有相當的修補能力。有些關節退化的患者，疼痛主要來源反而是這些關節「外面」的結締組織；所以，當這些患者只接受關節腔「裡面」的 PRP 注射，而沒有同時配套治療關節「外面」的受損組織時，可想而知，PRP 注射的療效就不會太明顯。

那在打 PRP 之前，要怎麼知道我有沒有關節外的問題呢？

很複雜，但也很簡單。複雜在於，關節外的結締組織種類很多，且彼

此交錯，形成特殊的網絡；要找出其中有問題的地方，醫師需要有一定的經驗與精細診斷的能力，而非「啊，你就是退化」這類的描述。

至於簡單部分，就是只要找到對的醫師，這方面的問題，就全部交給他去找就好了。那，如何分辨誰是對的醫師呢？建議你，因為找出關節外結締組織問題需要一些時間，雖然看診慢的醫師不見得就比較高明，但如果醫師看診速度實在快到令你不安，那這部分可能就要三思了。

6. GPS、有定位

有時，PRP 要產生療效，必須極度精準地將血漿打進一個很小的範圍，或是很深的組織內；此時，若僅僅只用肉眼觀察，或是徒手搜尋，除非醫師已是大內高手，否則可能在精確定位上，還是會力有未逮。因此，藉由高端的影像引導（如高階筋骨超音波、電腦斷層等），便可將注射的精確度大幅提高，同時也提升了 PRP 注射的療效。

舉例來說，髖關節退化、股骨頭壞死、膝關節的十字韌帶、脊椎手術後疼痛等的 PRP 注射，就高度依賴超音波或者是其他影像的引導才能順利完成。

看完了這些說明，你還覺得 PRP 沒效，就該輕易放棄充分治療的機會了嗎？

再次提醒！

請注意，PRP 注射非 100% 有效，且臨床實證仍在累積中。此外，PRP 注射往往需配套周邊治療才能發揮最大效果。

治傷痛的時間壓力，PRP 有解！

你有治筋骨傷勢的時間壓力嗎？想找快速、很有療效、不打類固醇的治療方式？或許 PRP 可以幫你。

　　筋骨有傷，本應慢慢治療，但你有必須儘快將筋骨傷勢治好的時間壓力嗎？

　　T 先生，43 歲，台商，長年在大陸工作。年輕時因打籃球多次扭傷，近年來飽受右踝疼痛所苦，只要稍微運動一下，隔天腳踝就會腫起來！雖然，吃藥對症狀有點幫助，但 T 先生想，一輩子這樣吃藥下去也不是辦法；但在大陸治療心裡還是毛毛的，所以在親友推薦之下，回到台灣找我診療。

　　經由理學檢查與超音波影像診斷，確認 T 先生有慢性踝關節韌帶損傷，合併創傷性關節積水的現象。原本建議他，看是先作物理治療，還是增生注射療程，但 T 先生表示自己在大陸工作，對那邊的醫療有疑慮，是否可以建議快速、很有療效、不打類固醇的治療方式？

　　於是，在被充分告知可選擇的所有治療模式之後，他接受了超音波引導的 PRP 踝關節注射；並且在注射後，症狀有明顯的改善。

　　類似上述這種與時間壓力有關的「特殊 PRP 適應症」，還包括：

1. 最近筋骨受傷，卻即將面臨入伍受軍事訓練；
2. 職業選手或科班運動員，在受傷的狀態下準備開賽；
3. 國外或大陸患者來就醫，沒有太多時間可以停留。

　　即便如此，仍必須提醒：雖然 PRP 注射療效極佳，卻無法保證每位患者都能有所改善；而且，**即使有明顯改善，也不一定會 100% 恢復到受傷前的狀態**。此外，並非每種傷勢、每位患者，都適合以 PRP 作為治療的方式；在注射前，建議你與醫師充分溝通，在清楚了解 PRP 特性的前提下接受治療，會比較妥當。

脊椎硬膜外注射，
PRP 是新選擇？

這是否暗示，PRP 將取代類固醇在硬膜外注射的地位？其實，雙方各下一城！

椎間盤突出（HIVD）引發腰椎神經根病變，是硬膜外注射（epidural injections）的主要臨床適應症，由於有此療法的出現，讓許多保守療法無效的腰痛、坐骨神經痛等患者，得以獲得疼痛的緩解與避免腰椎手術帶來的衝擊。直到今天，仍是疼痛專科醫師重要的臨床治療工具。

那硬膜外注射，打進脊椎深處的藥物，是什麼呢？

多年來，在主流醫學實證下，類固醇（steroids）或局麻劑，是硬膜外注射劑的不二選擇，療效多能維持 3 ～ 6 個月不等，功效顯著，副作用也極低。只是，反覆性的注射，有時會產生類固醇劑量可能累積的考量；此時，**如何延長硬膜外注射的療效，便成為醫界與患者共同關心的話題**。

2016 年的 TOBI 年會，來自史丹福大學醫院的疼痛科助理教授 Dr. Annu Navani 發表了以 PRP 作為硬膜外注射劑的研究成果，令人振奮。

📍 類固醇先馳得點，PRP 漸入佳境

Navani 教授將患者分為兩組，分別接受上述兩種不同的硬膜外注射，並比較兩組患者在注射前，注射後 1 個月、3 個月，到 6 個月的疼痛指數變化。

研究結果，在硬膜外注射後初期，類固醇組的患者，疼痛明顯降低得比 PRP 這組還多；換句話說，類固醇這組患者在打完針後初期，是明顯比較舒服的。

但，有趣的事情發生了。

在硬膜外注射後 3 個月，兩組患者的疼痛指數開始相同，暗示 PRP 的後勁逐漸展現出來；更令人刮目相看的是，到注射後 6 個月，當類固醇組患者的疼痛逐漸回增時，PRP 組的疼痛指數卻持續下降！**顯而易見，此時 PRP 組的患者，反而是比較舒服的。**

這是否暗示，PRP 將取代類固醇在硬膜外注射的地位？不見得。由於類固醇提供了快速的疼痛緩解，費用比 PRP 經濟，加上國內 PRP 用於硬膜外注射的人體試驗尚未完成，因此，短期內類固醇應該還會維持它在硬膜外注射的主流地位。

但可以確定的是，隨著醫學實證愈來愈豐沛，未來 PRP 應該會與類固醇並列在硬膜外注射的菜單上，供醫師與患者共同討論，看何者是最適合自己的治療模式。

註：潘醫師的 PRP 筆記 www.facebook.com/prpforpain

後十字韌帶撕裂，注射 PRP 後充分癒合

如果，你還深信，十字韌帶撕裂一定要開刀才會好；那麼，下面這個故事，或許能給你不同的觀點。

29 歲，男性，頂尖籃球選手。2015 年尾，因為一次比賽中右膝遭撞擊，導致後十字韌帶撕裂，磁振造影（MRI）可見明顯裂痕（左圖）。

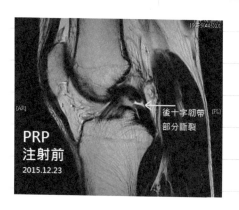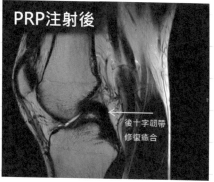

因是部分斷裂，骨科醫師建議保守治療；但經過保守治療 6 個月以上，膝關節疼痛症狀仍然持續。經過超音波引導之 PRP 注射療程，與後十字韌帶相關的臨床症狀大幅改善；而最近追蹤的 MRI，更顯示之前的裂痕，已完全消失。換句話說，PRP 注射，有潛力、也有能力，讓年輕的後十字韌帶癒合。

當然，並非每位患者都能得到一樣的效果，而且我們還需要更多的臨床實例來佐證此說法，但這個令人振奮的結果，還是值得提出來跟大家分享。

前十字韌帶「藕斷絲連」，遲等不到破「筋」重圓？

有好，但沒全好……

許多前十字韌帶（ACL）部份撕裂傷的患者（即韌帶有裂痕、但沒全斷），在確認診斷之後，對一般膝關節強度需求不高的患者，通常骨科醫師會建議先以保守療法（休息、服藥、物理治療等）來處理，不急著作韌帶重建手術。

然而，隨著時間的推移，即使做過物理治療、肌力訓練等，部分患者還是可能感到以下諸多不適：

1. 膝蓋前面痠痠的。

2. 偶而會感覺沒力，甚至會忽然軟腳。

3. 覺得膝蓋好像鬆鬆的。

4. 大腿作肌力訓練，好像總是練不起來。

5. 運動時；跑步中想要剎車急停，好像會剎不住。

這些臨床症狀，可能暗示原本撕裂的前十字韌帶，恐怕復原得不理想！那，該怎麼辦呢？

在台灣的健保制度下，若想再次安排磁振造影（MRI）看看前十字韌帶長得好不好，可能有相當的難度；且因上述症狀並不嚴重，一般醫師仍會建議保守療法處理即可。某些情況下，醫師會建議做關節腔的玻尿酸或 PRP 注射，而症狀也確實會有部分改善，只是沒辦法全好。

但如果還是不舒服或想從事較劇烈的運動，卻又不想開刀呢？

破「筋」，可重圓！

此時，就可考慮以高階筋骨超音波定位，將 PRP 直接注射在部分受損的前十字韌帶中。

研究發現，經過「多次」關節腔注射 PRP，即使前十字韌帶、半月軟骨都有部分撕裂，無論是疼痛程度、韌帶復原、抑或是關節活動範圍等指標，PRP 都比注射生理食鹽水的對照組明顯來的優越；且此等效果還能持續到注射後的 6 個月。

因此，隨著注射效果與實證的逐漸累積，可能很快就能看見，會有越來越多十字韌帶撕裂的患者，是經由非手術的 PRP 再生注射治療而痊癒。如果你也有類似的困擾，請與醫師詳細討論，看是否適合以高階超音波引導，為你撕裂未癒的 ACL「加把勁」吧！

治療病痛一定要找對方法！

我是個婚紗攝影師，從事這個行業 20 年載，相機對我來說，除了是生財工具，也像家人，和我相處的時間比家人還多！

有一回工作出外景時，為了想捕捉更美好的畫面，我爬到樹上取景拍攝，希望能為我的準新人留下最浪漫完美的構圖。結果一不小心腳沒踩穩，摔了下來，腦中直覺反應是──要救我的家人（相機）！

畢竟，以前我也曾是位運動高手，所以摔下的一剎那，反應很快地將右手把相機高舉起來不要著地，自己則用左手撐地板翻滾著地。這一摔，真的痛到站不起來，坐在地上久久不能起身，在客戶面前，我痛到兩行淚止不住。

後來，進醫院照了 X 光，檢查說沒有骨折無大礙，心中才放下了這顆大石（畢竟我是靠手吃飯的工作啊）。但沒想到，接下來的日子才是真正的煎熬！手肘腫脹、淤青消退後，接下來卻不時疼痛，尤其是下雨天跟氣象台一樣準（又不是痛風怎麼會這樣）。而且，我的手居然不能完整地伸直與彎曲，手彎曲時只能跟頭平行，根本摸不到頭頂，手伸直時還是彎曲的。我心想，不會就這樣手殘了吧！醫師建議我每天提著水壺，靠水壺裝滿水的重量將手拉直，真是一邊提、一邊流淚。

這對生活也造成很大影響，洗澡時沒辦法自己洗頭，穿衣服時也沒辦法自

己打理，吃飯時還要想辦法以口就碗，不然，就要有個長長的湯匙才能自己吃（因為手彎曲的程度很低）。

我到處求診，中醫、西醫、整脊、針灸、復建、放血、拔罐、刮痧樣樣來，只要網路上說的、朋友介紹的，全都願意去試試。就這樣持續了 2 年，到處求醫，連算命老師我都去求神問卜，自費就將近 8 萬元，仍沒有改善，心情真是跌到谷底，想說小小的意外，怎麼會有這麼嚴重的後果？！

有天，以前的客戶從網路平台上知道我的傷勢，他介紹我找潘醫師檢查。醫師分析了我的病情與治療方式，我選擇了施打自體血 PRP 再生注射療法（若想進一步了解此治療方式，請詢問專業醫師）。就這樣前後共施打了 3 次，從原本 80% 的疼痛，降低到 40%，現在我已經不再感受到疼痛，且手肘都能正常的彎曲伸直。

我很願意將這過程與治療與大家分享，因為生病時真的很沮喪，希望能對他人有幫助。

我要做你的最後一位醫師

很多患者因病所苦許久，輾轉經由親友介紹來到診所，每次看到他們，內心都好希望他們能因為潘醫師的幫助，可以趕快「畢業」。

心情記事　倫弟弟

　　第一次碰到倫弟弟時，是在羅東診所門口，潘醫師當時正準備開門，特地從台北開車來的倫弟弟已經等候已久，便開始與潘醫師分享自己一路以來，從教授泰拳受傷，到至各大醫院尋遍名醫就診，做過多種檢查與治療的血淚史。潘醫師聽完後，只淡淡地對倫弟弟說：「我會盡力而為，希望可以做你的最後一位醫師」。

　　仔細問診加上做完超音波檢查後，潘醫師下了診斷，並建議倫弟弟可以做系統性的乾針筋膜鬆解與增生注射療法，將受傷已久並且失衡的各身體組織，重新調整並達成一個新的動態平衡（參考功能性注射原理示意圖 P.27）。

　　乾針筋膜鬆解從肩膀開始到結束時，倫弟弟驚喜的發現，困擾他很久，苦於找不出原因的脖子後方與肩膀交接處的一個小腫包，居然慢慢的消了下去。為了查出這顆小腫包的成因，做過好幾次 X 光與超音波檢查，但其他醫師對於該診斷與後續該如何處理，都沒有具體的說法與作法。

　　潘醫師對倫弟弟解釋說，這個腫包會形成，其實是來自於受傷很久的手腕，從手腕一路延伸至肩膀，乃至於腫包處，是一條貫通的「疼痛鏈」，手腕

的受傷使承重度降低，造成壓力，並沿著疼痛鏈上移，最後在腫包處形成一個中醫所謂的「氣結」。開始乾針筋膜鬆解，沿路紓解掉手腕的壓力後，腫包自然就消失了。

第一次的系統性治療，給了倫弟弟很大的希望與鼓舞，潘醫師也與他溝通，系統性的治療，最終必須達成動態性的平衡，所以必須採取「療程」的方式，也就是每週一次持續的治療。接下來每一週，倫弟弟總是準時的出現在診所，詳盡的與潘醫師分享，這週以來身體的變化與進展，而潘醫師則針對上述回饋，再執行乾針筋膜鬆解與增生注射療法。

在醫病雙方持之以恆的共同努力下，困擾倫弟弟多年的痠痛警報終於解除了，原來就開朗活潑的倫弟弟，恢復健康後，更顯得精神奕奕、樂觀健談，每每在等候區候診時，總是與身旁原本不認識的患者，快速打成一片，並樂於分享自己的經驗談。對自己身體觀察入微，也相當樂於吸收新的醫學知識，一路走來也變成了業餘的專家了，潘醫師常稱讚他是最用功與認真的病人楷模。

記得有一次潘醫師在中山醫院看診，門外傳來熟悉的聲音，正熱絡的宣導著系統性療法與自身經驗談，高度專業與那股分享的熱誠，讓人不禁豎起耳朵也想參與其中討論。走出診間門外一看，倫弟弟身邊圍了一群病人，大家談興都來了，你一言我一語，紛紛說出自己各式各樣的經驗談；而倫弟弟則充滿領袖魅力，吸引所有患者的目光與注意力，滔滔不絕的引領著討論與經驗分享，我問倫弟弟：「這些人你認識嗎？」，倫弟弟很開心地答說：「不認識啊，就大家聊聊嘛」。

倫弟弟不但是一位最用功與認真的病人，隨著日益與他熟稔，發現他對家人照顧無微不至，對朋友熱心，常常義務帶朋友從台北來看診，也常接送長輩，

甚至長輩的朋友來就醫，性情開朗樂觀，樂於與人接觸，討人喜歡，是一個十足的好人。從潘醫師這邊「畢業」後，久久會來「維修」一下，我們總是會交換一下彼此的近況，就像好朋友一般。

倫弟弟，你很棒，祝福你！

——Mrs.Pain

完整修復痠疼痛的
根本療法

Chapter **5**

周全式功能注射：
要打針，就打好的針！

疼痛要打針，最好，還是打對身體友善的好針，
而這一大堆好針，加起來有個名號，叫周全式功
能注射。

◯ 太簡單、太困難

17 年前，我剛升復健科主治醫師，長袍飄飄，求知若渴，一心想在復健界能有所貢獻。

一日，被教授老師喚到跟前，問道：「健理，你現在是主治醫師了，有沒有想要發展什麼專長呢？」

「報告老師，我……我想做『骨科復健（orthopedic rehabilitation）』」我回答。

「什麼？骨科復健這個領域太簡單，我看書 3 個月就學會了；走這條路搞不出什麼名堂的，你回去再想想！」

11 年前，我在區域教學醫院擔任復健科資深主治醫師，長袍飄飄，求知若渴，一心想為醫院做出特色。

　　一日，被前輩醫師喚到跟前，問道：「健理，我們醫院復健科未來的發展，不知你有沒有特別的想法？」

　　「報告前輩，我……我想發展『疼痛復健（pain rehabilitation）』次專科！」

　　「嗯……這個，你這個想法是很好，但是蘭陽地區發展復健次專科太困難了，不可能會成功的，麻煩你再想想！」

　　想著想著……

　　6 年前，全國第一家以疼痛、復健雙專科為特色的健保診所，在羅東開張。

　　好巧，這間診所的診療特色，就是骨科復健與醫師親自執行的疼痛治療。

　　又想著想著……

　　1 年前，全台第一家非健保、約診制，全時以筋骨疼痛功能性注射為核心診治的診所，也在台北開業了。

　　筋骨痠痛、運動傷害、關節退化，到底是太簡單，還是太困難？

　　其實，師長都是對的；筋骨疼痛，看似簡單，實則困難。但重點是，即使是複雜難解的疼痛，經過這幾年的實證發表與鑽研摸索，似乎出現了幾條脈絡可循。

筋骨疼痛的本質

　　這些脈絡，專業上稱為 Biotensegrity；而我私下常將此偉大、卻難以直譯的理論戲稱為：「**張綜模**」學說。

「**張**」，是張力（tension）的張；代表三度空間、連綿不絕、從頭到腳的筋骨系統中，張力是四通八達的。無論是肌腱、韌帶、骨頭、筋膜、神經、軟骨、脂肪、表皮、甚至內臟，彼此都處於這個張力系統之中，互相影響，無法獨立存在。

「**綜**」，是綜貫、統合（integrity）的綜；雖然筋骨組織各有不同、功能互異，但彼此之間卻經由解剖學實質的連（聯）結，共同完成中樞神經交付的任務，包括姿勢、動作、協調等行為。在統合過程中，筋骨系統中張力的傳遞，有別於古典力學的槓桿力矩理論，因此更能貼近、並解釋人體正常與異常運作的本質。

「**模**」，是基模、模組（template/module）的模；上述的張、綜筋骨系統是活生生的系統（Bio），會根據身體的需求、訓練的狀況或病理的擾亂，而持續、動態地變動，並非一成不變。雖然此學說強調「牽一髮、動全身」，讓想深入了解的生手望複雜而卻步；但仔細推敲，仍然有某些樣態足供辨識（patterns recognition）❶。

🔾 痠痛五行拳

聽起來，還有點難；但簡單說：除了代謝異常、壓力情緒、中控失調等情況外，至少 70% ～ 85% 的肌骨疼痛，都與這個張綜模有關。只要能夠好好拆解張綜模理論，筋骨問題常能迎刃而解。

---

❶ 參考網站：www.biotensegrity.com

說得更白話些，筋骨疼痛應可歸納為以下幾種狀況：

1. 持續發炎。
2. 組織受損。
3. 軟骨磨耗。
4. 筋膜緊繃。
5. 神經纏套。

這些觀念，在之前的文章裡都有詳盡的說明；而對應於上述張綜模（筋骨系統）的個別問題，我們提出了解決方案——功能性注射，其治療包括：

A. 乾針筋膜鬆解——放鬆緊繃的筋膜。
B. PRP 再生注射療法——直接修補受損的組織。
C. 筋骨玻尿酸注射——潤滑磨耗的軟骨。
D. 神經解套注射——鬆綁纏套的神經。
E. 葡萄糖增生注射——刺激組織誘發修補。

這幾種功能性注射，就好像擺在攻疼新醫背後，用來對抗疼痛的各式武器一般（下頁圖）。當臨床遇到疼痛問題時，攻疼新醫會先分析，到底是什麼地方的什麼問題（狀況 1 ～ 5）；再選擇對應的治療模式（A ～ E）。這就像修理中古車的原理一樣：

螺絲鬆掉→鎖螺絲

橡皮太緊→放皮帶

引擎不順→換機油

水箱高熱→降溫度

電線被纏→剝解開

周全式功能注射

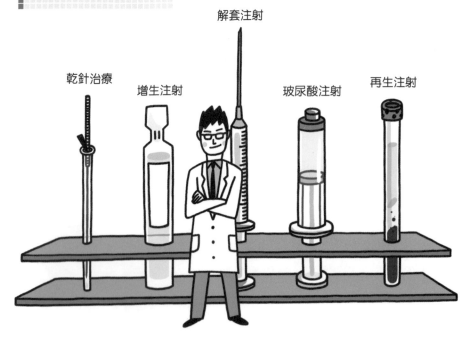

乾針治療　增生注射　解套注射　玻尿酸注射　再生注射

　　兵來將擋、水來土掩，這種整合性的功能注射，每一種都對身體很友善，都試圖將張綜模系統調回原本的完整性與動態平衡之中，而不單單只是消炎、止痛。

　　看起來，應該都是好針。既然疼痛要打針，最好，還是打這種好針，是嗎？

　　這一大堆好針，加起來有個名號，叫**周全式功能注射**（**comprehensive functional injections**）。

📍 周全治髖痛，台灣勝歐洲！

運用張綜模（Biotensegrity）理論，我們針對 37 位慢性髖關節疼痛患者做了完整的周全式治療；包括：

1. *超音波引導的髖關節 PRP 注射*
2. *超音波引導之髖關節玻尿酸注射*
3. *超音波引導之髖周邊神經解套注射*
4. *髖關節周邊之葡萄糖增生注射*
5. *周邊筋膜乾針治療*

並在追蹤一段時間後，做了一個回顧性的療效整理。結果發現，台灣患者在治療半年後，症狀進步 50% 以上的比例，大約是 70%；相較於 2012 年，西班牙的髖關節研究，只做上述（1），也就是關節內 PRP 注射，其有效率（症狀進步 30% 以上就算），大約在 57% 左右。這個結果，暗示著基於張綜模的周全式注射，可能真的比較優。

參考文獻：Rheumatology.oxfordjournals.org/content/51/1/144

乾針筋膜鬆解：無藥，也可醫！

乾針治療，戳破了以往認為西醫打針，一定會有藥在裡面的刻板印象；最困難之處，就是「找點」，絕對不是隨便找找、隨便扎扎，就會有用⋯⋯

乾針、空針、挑針、圓針，無論你給了它取什麼名字，就是這個針。乾針治療，戳破了以往認為西醫打針，一定會有藥在裡面的刻板印象。

⬤ 什麼是乾針治療？

乾針治療，是醫師以手執各種無注射藥劑的乾針（如長度、粗細不一的注射針頭等）刺入人體特定位置所執行的治療。臨床上，乾針治療的目的有二：

1. **鬆筋膜**：利用神經生理學的原理，以針尖精準刺激緊繃肌肉內的「肌筋膜激發點（myofascial trigger point, MTrP）」，誘發局部組織產生「抽縮反應（local twitch response, LTR）」，來達到放鬆肌肉、減輕疼痛、降低麻木感等效果；

2. **解沾黏**：以乾針將結締組織（包括肌肉、肌腱、韌帶、關節囊、神經包膜等）中，因各種原因而產生的沾粘或纖維化的地方，加以清除鬆解的治療模式。

乾針治療也叫西式針灸？

「西式針灸」這樣的描述，雖然讓人留下深刻印象，但卻也容易誤導一般民眾的認知。為什麼呢？

1. 乾針治療 100% 是西醫的治療理論與模式，只是在使用治療工具（乾針）時，偶爾也會選擇中醫的針灸針而已。就像針灸醫師在針灸時，有時會在針尾加上電療器一樣，並不會因此就說針灸師做的與西醫復健一樣。

2. 中醫的針灸，除了「針」，還有「灸」，且有八綱辨證、循經取穴等過程；西醫在做乾針治療時，只強調特定肌肉或其他結締組織內的解剖位置，兩者之間其實沒有太多的交集。

即使如此，近來無論是中、西醫界，都十分積極的向彼此學習，也試圖找出可以用自己的理論解釋對方的知識；這是可喜的現象，相信可見的未來，或許可以預見「殊途同歸」的現象。

乾針治療最困難之處，就是「找點」

很多患者在接受乾針治療的時候，常會開玩笑地說：「醫師，你就這樣東扎一針、西扎兩針，我的痠痛就好多了，是不是隨便扎幾針就會好？」

還有另一個更有趣的問題，是這樣問的：「啊醫師，我現在比較好了，是不是因為扎針的痛，原來的痛就不痛了？」

其實，**乾針治療最困難之處，就是「找點」**，絕對不是隨便找找、隨便扎扎，就會有用；必須在治療時，找到與疼痛相應的筋膜激發點，並以乾針刺激產生局部抽縮反應，放鬆筋膜解痛的效果才會出來。

當然，如果筋膜的位置較深，或是患者的皮下脂肪較厚，則抽縮反應會比較不明顯；但患者本身還是會有一種「痠、麻、抽、電」的主觀感受。

土耳其的伊斯坦堡研究團隊，以乾針治療做了一個很漂亮的雙盲實驗，結果顯示，只有真正扎在筋膜激發點的患者，其疼痛與運動功能才有改善；反觀安慰劑的針刺方式，則沒有實質的進展。因此，患者在接受乾針治療時，應該盡量與醫師配合，讓醫師知道扎針過程中的種種感受，才能將治療的效果最佳化❶。

◉ 接受乾針治療是什麼感覺？

痠、脹、麻、抽，偶有電擊感，是最主要的感受。當針尖刺激到筋膜激發點造成抽縮反應時，可能會有「被電到」或「肌肉抽動」的感覺；此時請不用害怕，並盡量將感受告知你的治療醫師，讓他／她能充分掌握你對治療的反應。

---

❶ 參考文獻：www.ncbi.nlm.nih.gov/pubmed/23138883

治療後，局部會有少許的痠刺感，大約經過幾小時到兩天之間就會完全消失了。少數患者的感受會比一般人強烈，但不適感大多也會在一週左右復原。

至於乾針後的療效，最常見的是緊繃感鬆開了、比較不痛了，其次是筋骨活動度增加了、抽痛頻率減少了等；有些患者甚至還會感到類似頭痛／耳鳴消失了、手腳變輕了、比較使得上力氣等效果，不一而足。

♀ 做完乾針治療後的針孔，該如何照顧？

與一般注射後的針孔照顧差不多。大部分情況下，乾針之後的針孔是不太會出血的。但約有 1% ～ 2% 的乾針路徑，會穿透一些小血管而出血；此時，醫師會適度的將出血處加壓止血，若幾天後局部有瘀青的現象，也屬可預測的自然過程，只要給予正確的護理，過幾天瘀青就會逐步消散的。

若有免疫功能失調的患者（如：接受化學治療或抗排斥藥物者）、凝血功能失調的患者（如：心血管疾病接受抗凝血劑者），請務必告知你的醫師，並進一步評估治療的可行性。

♀ 乾針治療有副作用嗎？

乾針治療因為沒有藥物進入體內，所以是一種相當友善而安全的治療；但就像其他注射或侵入性治療一樣，在少數情況下，會有下列幾種副作用：

1. 局部出血：機率大約 1% 左右

此時，醫師會適度的將出血處加壓止血，若幾天後局部有瘀青的現象，也屬可預測的自然過程，只要給予正確的護理，過幾天瘀青就會逐步消散的。

2. 局部感染：機率極低，小於 0.01%（萬分之一）

若患部周遭有開放性傷口、手術疤痕、或患者最近免疫力降低（重感冒、帶狀疱疹、接受化療等），甚至本身免疫力就一直不好（控制不佳的糖尿病患、多重內科疾病的年老患者等），建議請醫師審慎評估乾針治療的可行性。

萬一發生類似感染的現象（局部有紅、腫、熱、痛等症候），請儘速就醫處理。

📍 肩上一坨硬塊？乾針適應症：上斜方肌之筋膜疼痛

你的肩上是否有一坨硬硬的肌塊，不時痠痛緊繃，有時候甚至會引起疼痛？

幾乎每一個電腦族肩上都會摸到這個硬塊，平常只是覺得它緊緊、卡卡的，偶而也會有痠痛的現象，所以大多不去理睬。然而，一旦問題嚴重到會牽連至頸椎與頭側時，就開始緊張起來，以為自己快要中風了。

其實，這是十分常見的病症，屬上斜方肌之「肌筋膜疼痛症候群」。除了局部痠痛、腫塊❷之外，臨床上此症還有一種特性，稱為「傳導痛（refer pain）」或「傳導異感（refer sensations）」；此外，位置不同的緊繃肌束，會產生各自相應的傳導痛區域。一般患者都會很擔心，是不是中

風的前兆？還是自己得了偏頭痛？

　　除了不適感會牽到頭頸部外，上斜方肌的筋膜症候群還會引起下巴外側的不適。有時，這種感覺會被解釋成蛀牙而接受牙醫的治療，但由於是肌肉所引起的，療效通常不會太好，患者只好再找其他的牙醫；甚至極少數的情況下，會因此將牙齒拔除。

　　由此可知，筋膜疼痛症候群看似單純，卻又十分複雜。乾針治療對於過度使用，或是外傷造成的上斜方肌疼痛，效果極佳；但若治療效果不理想，或是療效反反覆覆，則需要更進一步去探討，是否有其他潛藏的深層原因❸，需先排除之後，才能收到徹底的療效。

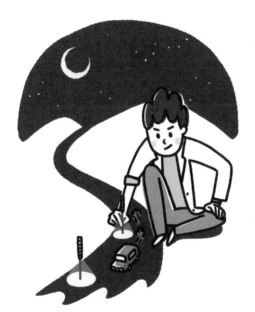

💬 乾針治療，就像是在黑暗中，為了引領迷途的緊繃筋膜，一針一針發出了暖光，逐步點亮了疼痛脫困之路。

---

❷ 專業上稱為「繃索（taut band）」，也大約可說是中醫的「氣結」。
❸ 筋膜疼痛症候群的根源有很多，包括：1. 姿勢不良；2. 過度使用；3. 焦慮緊張；4. 外傷病史；5. 神經纏套；6. 代謝失調等。

筋骨注射玻尿酸：
扭轉舊觀念、新觀念降臨

玻尿酸的時代，並沒有真正的過去。真正過去的，是那個以為只要一針玻尿酸打進關節，就能解決所有疼痛問題的時代。

○ 玻尿酸的時代，真的過去了嗎？

多年前，膝關節的玻尿酸注射曾引領一股風潮，相信很多長輩、選手都有打過；而當年打完玻尿酸的你（妳），或許曾有過不錯的效果。當然，也有人打了沒效；最後，難逃開刀的命運。

於是，多年後的今天，在許多網路文章裡、患者耳語中，都時而見到下面的說法：

「打玻尿酸效果只是暫時的。」

「打了幾年，最後還是會開刀。」

「本來還好，結果愈打愈嚴重。」

「玻尿酸只有潤滑，不會修補軟骨的啦。」

在回應這些說法之前，先聽聽阿飛的故事。

飛俠落難

阿飛是個 25 歲、身高 188cm 的小鮮肉型男，高大俊俏、熱愛運動、陽光四射。2 年前，因為一次籃球運動傷害，阿飛扭斷了右踝外側的韌帶；經過 6 個月的服藥、復健，效果仍無起色，於是阿飛接受了韌帶重建手術，並在 3 個月復健期滿後，重新回到球場上，繼續享受揮汗衝撞的樂趣。

可惜好景不常，最近阿飛又開始覺得右腳怪怪卡卡的，只要他多打幾場球，隔天起床下來走，右腳踝周邊的地方，就會感到陣陣的緊繃感與痠痛；但如果給予適度的休息，這種感覺就會減緩很多。

雖然如此，阿飛還是心裡毛毛的，心想，還是回去找開刀的醫師看看好了。這一看，讓阿飛的心情，再次跌入谷底。原來，這條重建過的韌帶，經過高強度的重複使用，還是抵擋不住外在的反覆拉扯，又鬆掉了；不但如此，超音波影像還顯示，踝關節裡面也有一些積水，叫做「創傷性關節炎」。

怎麼辦呢？

醫師說有兩條路，一是再開一次刀，但不保證不會再鬆掉；第二條路，是持續做復健，急性期就吃吃藥或打個類固醇，但其實不會完全好。要不然，也可以考慮放棄打籃球，看是游泳或騎單車都好。

25 歲放棄籃球？再開刀不保證會好？如果是你，會做何選擇呢？

不是沒有用 看你怎麼用

阿飛的「創傷性關節炎」，其實，還有另一種治療選擇。

可以考慮用超音波引導，以療程的方式（或周全式注射），在踝關節

腔內，注射高分子量的玻尿酸。也就是說，玻尿酸非只侷限於「膝關節退化」時使用；其他關節的疼痛問題，玻尿酸也很有角色。

真的嗎？以前沒聽過耶！

嗯……以基礎醫學而言，玻尿酸不但有潤滑受損軟骨、減輕關節疼痛的效果；更重要的是，**玻尿酸還能抑制關節發炎，並提供軟骨修復的良好環境**（間接修補，而非PRP的直接修補；換言之，PRP注射也是選項之一）。況且，許多臨床研究，也確定了踝關節玻尿酸注射的療效。

2009 年，刊登在《Physician & Sportsmed》期刊追蹤約兩年的研究，顯示急性扭傷後施行踝關節周邊的玻尿酸注射，明顯比安慰劑有效，而且安全❶。

此外，2013 年，台大復健科發表在《Arch Phys Med Rehabil.》期刊的統計研究，顯示退化性踝關節炎患者接受「多次性」玻尿酸注射，也可以達到一定的解痛療效❷。

看起來，好像很合理啊，那應該可以幫阿飛打打看吧……

喔，不，問題可沒這麼單純！請看圖片中，關於玻尿酸使用的適應症（黃色框框）。

並非不能打　要看怎麼打

這張針對玻尿酸使用的文件，稱為「仿單」，英文叫做 label，有點像掛在衣服上的標籤一樣，是醫療產品的說明書。舉凡成分、含量、用法、適應症、副作用、禁忌、保存期限等，都是「仿單」中必須記載的項目。

問題來了，請注意仿單黃色框框裡，關於玻尿酸臨床使用的「適應症」中，有沒有包括「踝關節」呢？

嗯……膝退化性關節炎、旋轉肌腱損傷。咦？真的沒有耶！
對，就是沒有！那到底可不可以幫阿飛打玻尿酸呢？

> 【適應症】
> 一、限用於保守性非藥物治療無效及一般鎮痛劑如
> 　　Acetaminophen 治療無效之退化性膝關節炎疼痛患
> 　　者。
> 二、經藥物治療無效之未完全斷裂之肩旋轉肌袖疾患。

📍 醫病均安 診療創新

在「特定前提」之下，是可以的；而且，這種不在仿單中陳列的使
用方式，我們就叫它「仿單外使用（off-label use）」。也就是說，即使國
內外的研究都支持玻尿酸在踝關節的應用，只要廠商向主管機關申請證照
時，並沒有條列踝關節，仿單裡就不會出現踝關節這個適應症。

什麼是「特定前題」呢？根據衛服部醫字第 0910014830 號函之說明
與解釋：藥品「仿單核准適應症外的使用」原則如下：

1. 需基於治療疾病的需要（正當理由）；

2. 符合醫學原理及臨床藥理（合理使用）；

3. 應據實告知病人；

4. 不得違反藥品使用當時，已知的、具公信力的醫學文獻；

5. 用藥應盡量以單方為主，如同時使用多種藥品，應特別注意其綜合使用
   的療效、藥品交互作用或不良反應等問題。

---

❶ 參考文獻 http：//www.ncbi.nlm.nih.gov/pubmed/20048489
❷ 參考文獻 http：//www.ncbi.nlm.nih.gov/pubmed/23149311

在美國，醫師也是可以合法地為患者提供「仿單外使用」的診療。

FDA 認為，好的醫療的執行和病人的最佳利益，是在醫師根據自己的最佳的醫學知識和判斷下去合法使用藥品、生物製品和醫療設備。如果醫師使用醫療產品，但仿單中沒有核准其治療的時候，有責任要充分了解產品的使用，而此使用必須是根據堅實的科學依據和有力的醫學證據，並保持在病歷需要詳細的記錄使用此產品的效果。如果使用已經上市的醫療產品時，其意圖是「行醫」，那就不需要提交研究新藥的申請、申請醫療研究設備免審或提交給人體試驗委員會。

看起來，好像很自由；但實際上，這樣的精神卻是非常嚴謹的。

♀ 仿單之外 原則之內

我們堅信，針對類似像阿飛這種困難重重的疼痛問題，只有在醫師根據最佳的醫學知識和判斷，包括啟動「仿單外使用」，才有可能解決複雜難題。所以，在我們所有的診治項目中，有一定的比例，是屬於「仿單外使用」。

然而，在啟動「仿單外使用」之前，我們也會同時跟患者再次確認，這些疼痛的症狀，是否已符合以下幾個條件：

1. 經由大部分的保守治療，都看不到療效或療效不佳；
2. 疼痛問題尚未達到開刀的標準，或身心狀態不允許動刀；
3. 可能達到的療效，明顯遠大於可能導致的風險。

因此，我們的創新，是基於嚴格的把關下所執行的精緻診療；絕非隨想式的、亂槍打鳥般地嘗試性治療。我們也相信，唯有「醫病均安」，診療創新才會具備它真正的價值。

◉ 患者的再度飛翔

三個月過去了，阿飛自從接受「仿單外使用」的踝關節玻尿酸注射後，又再次在球場上看見他那陽光般的璀燦笑容。雖然，我們並不知道，阿飛的腳踝何時會再次受傷；但，我們可以肯定地跟阿飛說：「好好照顧你的腳踝，然後，好好享受運動樂趣吧！」

原來，玻尿酸的時代，並沒有真正的過去。真正過去的，是那個以為只要一針玻尿酸打進關節，就能解決所有疼痛問題的時代。

■附註 1

根據國內外、基礎與臨床研究的實證，玻尿酸注射的「仿單外使用」，除了踝關節注射之外，還包括：
1. 其他關節的玻尿酸注射（如：髖關節、肘關節、腕關節等）
2. 膝退化性關節炎患者，將玻尿酸注射在關節腔以外的結締組織中；
3. 旋轉肌腱損傷，將玻尿酸注射在肩峰下滑膜囊以外的結締組織之中；或
4. 因旋轉肌腱完全斷裂導致肩關節退化，而將玻尿酸注射進肩關節腔之中。
5. 玻尿酸結合其他製劑（PRP、葡萄糖等），進行各式結締組織的注射治療等。

■附註 2

關於「仿單外使用」藥害救濟的部分，立法院 2011/4/19 三讀通過藥害救濟法部分條文修正案，有條件放寬「適應症外藥品使用（off-label use）」不得申請藥害救濟的限制；未來國人如有「適應症外使用藥品」

而受害之情形，經藥害救濟審議委員會認定「符合用藥當時醫學原理及用藥適當性者」，就可以獲得救濟給付。

■附註 3

試著回應文前的耳語（「狼共」）說法：

「打玻尿酸效果只是暫時的」——是的，但不打玻尿酸，關節的磨損是永久的。

「打了幾年，最後還是會開刀」——是的，但不打玻尿酸，會更早被抓去開。

「本來還好，結果愈打愈嚴重」——是的，退化原本就會進行，但玻尿酸會讓下墜坡度減緩。

「玻尿酸只有潤滑，不會修補軟骨的啦」——前面是的，後面錯的；玻尿酸會提供關節軟骨修復的良好環境，能間接、被動地修補軟骨。

《參考文獻 2》

參考文獻 1：《台灣醫界》 2010, Vol.53, No.5
參考文獻 2：FDA 指引文件網址 http://www.fda.gov/RegulatoryInformation/Guidances/ucm126486.htm

神經解套注射：
痠痛，竟是神經上鎖？

你或許不知，痠痛也能是神經被綁住了；而解套注射，就像一把訂做的鑰匙，將為你解開這長年痠痛的枷鎖。

沒知識，也要有常識；但，當常識無法解決問題時，你需要新的嘗試。

因氣結而氣結？

依常識判斷，痠痛，本就是「筋骨」的問題；不是骨頭有狀況，就是筋出了問題。舉凡肌腱、韌帶、筋膜、軟骨等都是。

相對的，麻木、無力、肌肉萎縮，聽起來就像是「神經」的問題；無論是神經發炎、神經壓迫、神經受傷等，都可能會有上述的症狀。

其實，非也。

筋骨痠痛也可能是神經出狀況！

「神經問題引起痠痛」這個事實，與常識相去甚遠，以致在民眾就醫與治痛選項上，常無法被列入考慮。

這個事實，大部分影像檢查不易找出病灶；既然看不太到，自然少人知道。

這個事實，常以俗稱「氣結」的樣貌呈現；卻也因久治不癒，而令人為之氣結。

這個事實，因為神經受到綑綁而產生痠痛的事實，專業上，我們稱之為「神經纏套（nerve entrapment）」。

狹路相逢 冤家路窄

神經纏套的原因很多，最常見的是神經穿梭遊走在身體的某段路徑時，被周邊的結締組織所纏住，使神經無法發揮原本正常的功能，進而產生痠、痛、緊等症狀。

臨床上，神經纏套多發生在兩種位置：

1. 神經行進的路徑中，突然進入一段周邊組織很緻密，內部卻很狹隘的通道中。

上述 1，最有名的例子就是腕隧道症候群（carpal tunnel syndrome）。其他常見的例子，還包括：橈隧道症候群（radial tunnel syndrome）、肘隧道症候群（cubital tunnel syndrome）、蓋用氏管道症候群（Guyon's canal syndrome）、跗隧道症候群（tarsal tunnel syndrome）等。

峰迴路轉 半路被砍

2. 神經漫長的行進路徑中,遇到一段在組織內「轉折」的地方。

以橈神經(radial nerve)為例,此神經的「上游」大概在腋下左右,繼續下行,在手臂骨的後方延著一個迴旋溝(spiral groove),以大約 180 度的迴轉,繞行到手臂前方,進到「中游」這個階段;而橈神經在此段好發的纏套之處,就是在迴旋溝附近(如下圖)❶。

此外,許多神經的纏套,也落難在其轉折之處,例如:

鎖上神經: 在肩關節轉折處纏套,產生類似夾擊症的症狀;

岬上神經: 在肩胛骨轉折處纏套,產生類似五十肩的症狀;

總腓神經: 在膝關節轉折處纏套,產生類似膝蓋退化積水的症狀;

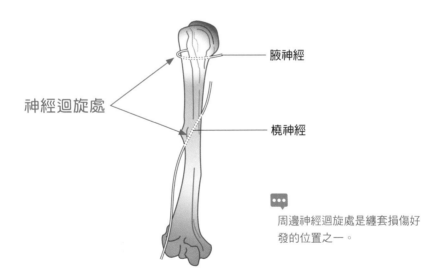

神經迴旋處 ←→ 腋神經

橈神經

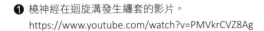
周邊神經迴旋處是纏套損傷好發的位置之一。

---

❶ 橈神經在迴旋溝發生纏套的影片。
https://www.youtube.com/watch?v=PMVkrCVZ8Ag

整片會痠 診斷挑戰

神經纏套的主觀感受其實很模糊，患者只知道很不舒服，整片都難過，但就是無法很精準地指出纏套的位置；等到醫師以專業角度找出病灶所在時，患者才驚覺到，原來我這裡這麼痛！

然而，無論是過度使用或是外傷引起神經纏套，或多或少還是會產生局部的痠脹感。有時，以觸診探尋病灶處，還可能摸到一條類似繃索（taut band）的組織，這是腫脹的神經與周邊纏繞的結締組織所形成的索狀結構。

理學檢查往往是正常的，即使是神經傳導檢查，通常也不易找出神經受損的現象。患者於是陷在持續的痠脹感當中，每當過度勞累，痠感就會加劇。

X 光也好，電腦斷層（CT）也罷，甚至連一般的磁振造影（MRI）都不容易發現神經纏套的蹤跡。幸好，近年高階疼痛超音波的出現，讓神經纏套的診治，不再遙不可及。

路見不平 拔針相助

以高階超音波檢查患部，經常可以發現有一段神經是腫脹的，尤其是圍繞在迴旋位置上下，或是神經進入「隧道」的地方。

神經纏套損傷的治療，多半會以保守療法或物理治療先開始（拉筋、伸展、姿勢調整、神經滑動手法、根源舊傷處理等）；萬一保守治療無效，則需要醫師親自為你做介入性的疼痛治療，也就是：解套注射（hydrodissection）

利用超音波導引，解套注射可將針尖精準地推送到受纏神經周邊，並

利用解套液的液體壓力推擠,將綑綁住神經的結締組織逐步撐開,有時還能藉由解套液的特性,修補受損的神經組織或是避免再次沾黏;而大部分的患者,多半在初次解套注射之後,便會感到明顯的改善。超音波引導下的解套注射,就像一把訂做的鑰匙,為你解開痠痛的枷鎖。

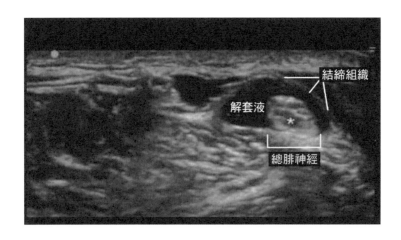

💬
剛完成解套注射的超音波影像,顯示精準注射進神經周邊的解套液,已成功地將被纏套住的總腓神經(＊表示內部腫脹的神經束),與沾黏的結締組織分隔開來。

葡萄糖增生療法：
針對慢性筋骨痠痛而提供的治療

增生注射療法，便是利用無害的強刺激，針對著骨點的功能不足，從根本上強化組織的機械強度。

什麼是葡萄糖增生療法？

葡萄糖增生療法（dextrose prolotherapy）是一種微侵襲性的，專門針對慢性筋骨痠痛而提供的筋骨治療模式。其中最常見、療效也具有實證的，包括：

1. 慢性下背痛；
2. 關節韌帶扭傷；
3. 退化性關節炎；
4. 運動傷害；

增生注射療法背後的理論，是基於許多慢性的筋骨疼痛，乃肇因於累積性的肌腱韌帶損傷，或急性筋骨傷害後肌腱韌帶修補不足，致使肌腱韌帶之著骨區（enthesis, or fibro-osseous juncture）產生結構性的變化，致

無法承載力量的傳遞或吸收。於是，產生以「痠（soreness）」為主的筋骨症狀。

除了「痠」感外，臨床上，著骨點功能不足（entheseal mechanical insufficiency）的症狀還包括：

1. 變天時或氣溫較冷時症狀加劇；

2. 相同動作愈使用症狀愈厲害，需要休息一陣子才會恢復；

3. 保持不動姿勢（清晨起床時，或久坐久站後等）之後會有僵硬痠脹感；

4. 覺得有沉重感，使不上力。

針對上述的症狀表現，臨床上常會以「慢性肌腱發炎」或「慢性韌帶拉傷」來陳述；而且 X 光通常無法提供精確的著骨點病況。

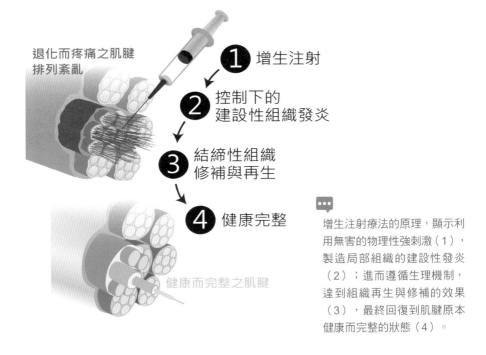

退化而疼痛之肌腱
排列紊亂

❶ 增生注射

❷ 控制下的
建設性組織發炎

❸ 結締性組織
修補與再生

❹ 健康完整

健康而完整之肌腱

💬 增生注射療法的原理，顯示利用無害的物理性強刺激（1），製造局部組織的建設性發炎（2）；進而遵循生理機制，達到組織再生與修補的效果（3），最終回復到肌腱原本健康而完整的狀態（4）。

增生注射療法，便是針對**著骨點**的功能不足，從根本上強化結締組織的機械強度。

至於強化的方式，則是在相關著骨點上直接注射所謂的**增生劑**（**proliferant**），藉由增生劑（通常是高濃度的葡萄糖液）無害的的強刺激，使著骨點產生輕微的發炎反應或誘發神經迴饋機制，進而引導組織朝**再次修補**的途徑進行，最終達到強化著骨點的目的。

由於增生注射帶來著骨點的組織強化，是循正常生理學原理所修補的結果；因此有機會將舊傷或退化病況徹底改善，而非依賴注射劑的效期。故而療效持續的時間較長，且不易復發。

向細胞治療邁進

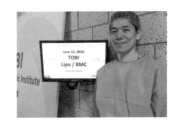

較大的結締組織缺損，或是嚴重的關節退化，PRP 仍有未逮之處，對患者來說，下一步的希望會是什麼呢？

我在 2016 全球 PRP 與細胞治療年會（The orthobiologic institute，TOBI）中，參與最先進的「自體脂肪抽吸（lipoaspirate）」與「濃縮自體骨髓（bone marrow concentrate，BMC）」兩種細胞萃取技術之大體工作坊訓練，收穫良多。即使 PRP 再生療法與周全式注射，已能解決大部分難解的疼痛問題；但無論是較大的結締組織缺損，或是嚴重的關節退化，均可見 PRP 還是有未逮之處。此時，自體細胞治療就成為這些患者的新希望。

雖然自體細胞疼痛注射治療十分先進，實證上也陸續有令人興奮的發表；然而由於國內對於細胞注射治療的規範尚未明確，且仍有許多臨床問題需要累積更多共識。因此，作為以再生醫學為治療主軸的疼痛醫師，現階段的責任，就是持續在專業上與世界接軌，並期待實證與法規成熟之後，能提供患者更全面，更專業的醫療服務。

也期待可見的未來，攻疼新醫也能以細胞治療為題，再次為你探究疼痛真相！

診間經典語錄

跟診久了，患者與醫師、護理師間交流時，不時爆出有趣對話，在此整理給大家輕鬆一下。

💬 排隊的藝術

患者：「吼，潘醫師我等你好久耶。」

潘醫師：「我從開診就在這裡了，我待得比你更久。」

患者：「潘醫師，你不能看快一點嗎？」

潘醫師：「我看病就像煮麵，每一碗都是現做，不是冷凍真空包喔。」

患者：「潘醫師，為什麼前面病人看很久，我這麼快就結束了？」

潘醫師：「那我再幫你看久一點好了。」

患者：「啊，沒事看那麼久做什麼。」

患者：「潘醫師，可以麻煩你看快一點嗎？我的號碼還在很後面，我真的很不舒服。不過等一下換到我看的時候，你要仔細看。」

潘醫師：「ooxx。」（無言中）

患者：「護理師，我要搭十一點的火車，可以讓我先看嗎？」

護理師：「可能還是要按號碼喔。」到了十一點，病人紋風不動。

護理師忍不住關心：「你不是要搭火車嗎？」

患者：「我改時間了啦。」

患者：「小姐，真的等太久了啦，浪費好多時間，我還有急事要辦。」

護理師：「要不要先去辦事，等會再過來，或為你預約其他時間呢？」

患者：「唉，小姐，我都已經等這麼久了，當然要繼續等下去啊。」

醫師，你腰行不行？

中山醫院，星期三，過午。

55 歲女性患者，主訴右肩抬舉困難 3 個月，復健、藥物幫助很有限；看到周刊報導「神經纏套與解套注射」，主動掛潘醫師的門診求助。

經過病史詢問、理學檢查、超音波掃描，確定肩關節夾擊，是源於周邊筋膜緊繃所致。經過充分解釋，患者接受「乾針筋膜鬆解」，右肩當下舉起無礙。

患者驚喜之餘，忽然脫口而出：「挖！醫師，你肩膀這麼厲害，那你的腰行不行啊？」

「……」

幾秒鐘之後，只聽到診間護士們哄堂大笑的聲音，與潘醫師尷尬無語的微笑。

初衷

不論是重新當起病人、來到羅東小鎮當起小鎮醫師，還是回到繁華的台北開業，在醫病之間，勿忘初衷。

診間記事　新診所的樣貌與願景

　　診所 2015 年底從宜蘭羅東搬到台北之後，歷經搬家的適應期，非健保、預約制的上路，承蒙各位好朋友與病人的肯定，一切順利的上軌道了，我們每天繼續忙碌著，就像從前一樣，但有些東西不同了！

　　環境不同了，台北的診所，是我們第二次設計診所，隨著換屋經驗的累積，在空間規畫與美感素養上成熟許多。這次的設計主軸是「不像診所的診所」。等候區規劃要像客廳，讓患者目視所及不再是冰冷的制式醫療場所，而是柔和的光線與安適、自在的空間；看診區則是「疼痛書房」，不看診時進修研究最新的醫學論文，並沉思每位病人的治療策略。

　　最重要的是，空間中要有好的音響全天候播放音樂，而不是一整天疲勞轟炸新聞與廣告的電視，還要有熱茶與零食，讓做完治療的病人得到溫暖與安慰，就像小兒科的小小病人，在打針後可以贏得貼紙或小糖果的概念。

　　常有球隊來看診，一批球員開心的喝茶，互相取笑對方剛剛打針的糗樣，不知不覺把盤子的零食、壺裡的熱茶一掃而空。陪著家人看診的伯伯，翻著零

食盤要找上次吃過的蒜片青豆；因腕隧道症候群來打針的阿嬤說，我們的純黑巧克力不甜比較好吃。幾次看到外縣市的病人提早到，舒服地在沙發上睡著。這樣歡樂而正向的看診互動，對我們來說，是很有意義的回饋。

在這樣的環境中，病人按照約好的時間到診所，等候區裡不再是成群久候的病人，空氣中不再聞到焦躁不耐的氣氛。回想過往看診時，無論醫師與患者都有莫名的焦慮感，尤其是當醫師在面對眼前的病人，必須好好傾聽與思考時，不經意瞄向電腦螢幕上長長的候診名單。唉呦，明明已經看完一批了，為什麼名單還是一直變長？！如此日復一日，夜復一夜，醒時在看診，睡時在思考，不但要抓住空檔出國進修，還得竭盡所能，在真實而瑣碎的家庭生活與事業中保持平衡。

而最終，我們選擇了能夠讓醫者持盈保泰，時時抱持最佳狀態來面對每一位病人的自費約診制度，病人與醫者都能夠在從容的環境中，好好溝通與治療。診所搬到台北之後，因為交通的便利，來自全國各地久痛的患者更多了，醫界好友的轉診患者也變多了，感覺肩上的責任更重大起來。同時也見到了比從前更複雜也更難治癒的疼痛患者，他（她）們得以告訴我們，親身的經歷與辛酸的故事，好幾位患者說到難受處就忍不住哭了。

當然，擁有快樂與成就感的時刻也很多，還有患者開玩笑的說，「潘醫師，你的綽號是『大魔王』喔，把我轉來的醫師說，當我把患者轉去給潘醫師時，都已經是很困難了，他是大魔王等級喔。」這段時間得以投注更多的時間與精力傾聽、說明與治療，謝謝各位轉介的醫師與好朋友，多數的患者得以康復，少數仍在努力當中，這些患者都是我們的老師。我們見到許多笑靨重開的臉龐，但仍有患者愁眉不展的神情印在我們的心中，這也是我們持續精進與努力的動力。

雖然執業地點不同，環境不同，制度不同，我們不斷問自己，什麼是相同不會改變的？答案就是初衷，一路行來的小鎮醫師的初衷：記得是病人成就了我們，一視同仁地專注在每一位面前的病人，進而凝聚信念與全然所學在每一次的下針，讓患者與醫者的相遇成為善緣，即使無法治癒每一位患者，也要無憾地盡全力，再把患者送往下一站可能的康復之路。

期望醫者秉持初衷不斷提升與學習，擁有讓病人康復的神力；也期望在這樣的環境與制度中，患者、醫護人員達到雙贏境界，也能在家庭、事業與個人面向達到均衡。感謝上天、感謝一切、感謝每一次醫者與病人的相遇。

——Mrs.Pain

MEMO

新醫 · 心醫

面對「新醫」的不確定性……，你更需要的是心醫。

再新的醫療，再夯的實證，等到寫出來的時候，就都……舊了。

雖然你看的、我們所寫的這些文章，在醫界算是很新的觀念；但嚴格說來，筋骨疼痛醫學的研究，是以每天數百篇的「天量」不斷地在翻新。跟這些剛出爐的新發現比起來，說自己所學是「新醫」，心裡還真是忐忑。

但話說回來，最新的醫療，一定是最好的嗎？

更精準地說，那些聲稱是最新的醫療技術，真的是最適合你的治療模式嗎？

想一想，要想一想。

新醫療的可貴，在於提供疼痛患者，在診療時「多增加」了一個新的選擇；至於這個新選擇，是否可以「全然取代」、進而「全然超越」之前診療可選的「所有選項」，那就是另一個議題了。

那這問題，該如何解決呢？

所以，面對「新醫」的不確定性、不熟悉性、又期待又怕受傷害的特性，你更需要的是：心醫。

　　心醫，是醫師用心，每天盡量去攝取新的醫學知識與技術，並且將此新知與原本的知識融會貫通，而非完全揚棄過去。

　　心醫，是醫師用心，必須十分確定這新的診療模式，可以安全有效地用在患者身上，才開始臨床應用。

　　心醫，是醫師用心，只有當自己的技術與經驗都磨練到了位，才會用在患者身上。

　　對患者用心的醫師，即使向新知前進的動力沒有那麼強，縱使手上可用的抗痛武器有限，但因為醫師肯用心，所以患者也不必太過擔心。

　　而所謂新醫，即便周遊列國，渾身新功夫，就算手上診療的武器嶄新而強大；萬一缺少了心醫，一念只想施展神功，似乎就會變得……變得需要你我再再三思。

　　嗯，攻疼新醫對自己的期許，是新醫，同時更是心醫。

潘健理

國家圖書館出版品預行編目資料

攻疼新醫：筋骨疼痛專家 Dr.Pain 帶你找痛源、解痛
根、脫離痛海！／潘健理著 . -- 臺北市：三采文化，
2016.12　面；　公分 . --（三采健康館；109）

ISBN 978-986-342-735-3（平裝）

1. 疼痛醫學

415.942　　　　　　　　　　105019239

suncolor
三采文化集團

三采健康館 109

攻疼新醫

筋骨疼痛專家 Dr.Pain 帶你找痛源、解痛根、脫離痛海！

作者｜潘健理

副總編輯｜鄭微宣　　責任編輯｜藍尹君

美術主編｜藍秀婷　　封面設計｜藍秀婷　　美術編輯｜陳育彤

行銷經理｜張育珊　　行銷企劃｜周傳雅

封面攝影｜林子茗　　插畫｜王小鈴、iamct

發行人｜張輝明　　總編輯｜曾雅青　　發行所｜三采文化股份有限公司

地址｜台北市內湖區瑞光路 513 巷 33 號 8 樓

傳訊｜TEL:8797-1234　FAX:8797-1688　網址｜www.suncolor.com.tw

郵政劃撥｜帳號：14319060　戶名：三采文化股份有限公司

本版發行｜2017 年 1 月 15 日　定價｜NT$360